U0318662

带您了解半永久化妆术的奥秘

韩式半永久化妆术

（韩）郑美英　编译

辽宁科学技术出版社
·沈阳·

반영구 메이크업 디자인 앤 스킬

Copyright © 2016 by Jeoung Mee Young
All rights reserved.
Simplified Chinese copyright © 2017 by Liaoning Science & Technology Publishing House Ltd.
This Simplified Chinese edition was published by arrangement with Sidaegosi through Agency Liang

©2017，简体中文版权归辽宁科学技术出版社所有。
本书由Sidaegosi授权辽宁科学技术出版社在中国出版中文简体字版本。著作权合同登记号：06-2016年第177号。

版权所有·翻印必究

图书在版编目（CIP）数据

韩式半永久化妆术 /（韩）郑美英编译. —沈阳：辽宁科学技术出版社，2018.6
ISBN 978-7-5591-0695-7

Ⅰ.①韩… Ⅱ.①郑… Ⅲ.①美容—整形外科学 Ⅳ.①R622

中国版本图书馆CIP数据核字（2018）第069003号

出版发行：辽宁科学技术出版社
　　　　　（地址：沈阳市和平区十一纬路25号　邮编：110003）
印　刷　者：辽宁新华印务有限公司
经　销　者：各地新华书店
幅面尺寸：185 mm × 260 mm
印　　张：9.5
插　　页：4
字　　数：100千字
出版时间：2018年6月第1版
印刷时间：2018年6月第1次印刷
责任编辑：凌　敏
封面设计：袁　舒
版式设计：袁　舒
责任校对：徐　跃

书　　号：ISBN 978-7-5591-0695-7
定　　价：98.00元

投稿热线：024-23284363
邮购热线：024-23284502
邮　　箱：lingmin19@163.com

作者简介

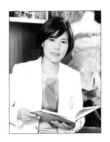

郑美英

　　毕业于韩国梨花大学，1996 年正式开始学习美容，并于 2008 年取得韩国美容艺术博士学位。不仅如此，郑博士还在美容相关企业中从事人事管理和营销管理工作，至今已有近十年的工作经验。在此期间，她还担任了相关产品的企划、产品教育、营销管理教育工作，同时在多所大学美容系中担任讲师。2007 年创建了韩国首家美容研究学院，并在韩国引起社会各界的广泛关注。4 年前，开设面向中国人教学的美容班，一直经营到现在。

素颜也会美丽的秘诀
SEMI PERMANENT MAKE-UP

半永久化妆术起源于"素颜是否也可以像化了妆一般美丽？"的疑问，近期，在国民之间颇有人气。不仅如此，在五官更鲜明的欧洲人以及美国人中，其人气也急剧上升。半永久化妆术如此受世界各地人士的喜爱，使我们认识到半永久化妆术已经渐渐发展成美容产业的一部分。

记得 15 年前，本人开始学习半永久化妆术时，还没有太多人学习这项技术，亦没有太多人接受这类美容项目。因此，几乎没有设计、色素、机器等相关的资料或图书，我们都是通过旁听或观看的方法来学习知识。三四年前，有来自中国的朋友委托我对其进行相关的教育，由此，我便决定在这一领域进行进一步的研究，并将我对半永久化妆术的研究和经验写成此书，出版发行。

本书的前半部分描述了适合于初学者的半永久化妆术的设计和技巧，后半部分详细描述了一直以来被忽视的色素搭配问题。几乎每一位接受半永久化妆术的客人一开始都会为设计而烦恼，待解决这个烦恼之后就必须考虑色素搭配的问题。色素搭配不仅要了解关于皮肤的基础知识，还需要熟知颜色的知识，并有丰富的经验。对此，本书言简意赅地描述了关于皮肤以及颜色的相关知识，使读者一目了然，尤其对于初学者，建议从一开始就稳扎基本功。

在此，感谢（株）时代考试计划的全体员工。同时感谢与本人一起处理图片和进行半永久化妆术工作的卡利亚中心的研究员宋兰姬、宋银姬、刘京淑、吕熙淑、李贤宇老师，黄志宇教授和负责翻译本书的金银奎、金言昙老师。

希望本书对各位学习半永久化妆术的技师能有所帮助，为各位发展成半永久化妆术专家奠定基础。

郑美英

目录

PART 3 半永久化妆术的设计（Design）

PART 4 半永久化妆术使用的机器

PART 5 半永久化妆术的色素和色素搭配

半永久化妆术

带您了解

韩式
半永久化妆术

的奥秘

SEMI PERMANENT MAKE-UP

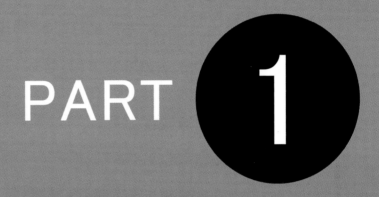

PART **1**

半永久化妆术的概要

CHAPTER

01 | 半永久化妆术的定义

1 半永久化妆术

什么是半永久化妆术？

半永久化妆术，在美国称为 Permanent make-up, Semi permanent make-up，在欧洲称为 Contour make-up，在日本称为 Art make-up。是在文身的基础上发展起来的化妆术，选用对人体无害的各种色素类化妆品，利用皮肤表皮层着色更明显的特点发展而来。

半永久化妆术的优点

半永久化妆术是根据每个人皮肤的特点，实施的一次手术，是 6 个月至数年都清晰可见的化妆术（图 1-1-1）。与墨水文身不同的是，半永久化妆术利用的是天然色素，不仅在亚洲，在美国及欧洲等世界各地都备受关注。因为随着时间的流逝颜色会更加自然，可逐步进行修正和完善，流行的设计风格和自由的色素选择是其最大的优点。

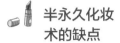 **半永久化妆术的缺点**

因为要利用机器和针，有时要采用局部麻醉，有的国家会将半永久化妆术视为医疗行为，在美容领域会有所限制。

眼线

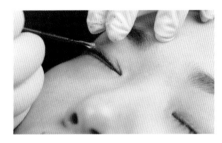

眉毛

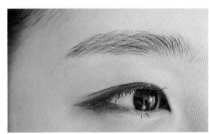

嘴唇

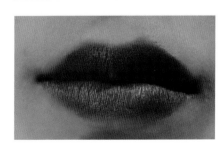

图1-1-1 半永久化妆术

半永久化妆术的现在和将来

目前，半永久化妆术利用医学和美容技术，让眼线、眉毛、嘴唇等得到更好的修正和完善，利用各种各样的设计提高顾客的满意度。在美国佐治亚州（Georgia）、印第安纳州（Indiana）、马萨诸塞州（Massachusetts）、俄克拉何马州（Oklahoma）、南卡罗来纳州（South Carolina）、佛蒙特州（Vermont）等，只有持有医疗执照的人才可以实施半永久化妆术。

另外，半永久化妆术和注入的微色素，不仅是为了装饰、美容面部和身体，还是以治疗伤疤、脱发等疾病为目的的操作技法。因此，医生们要更积极地了解和学习相关领域的知识，并有更深入研究的必要。

2 半永久化妆术的原理

半永久化妆术是"自然的妆"，是根据顾客的需求发展而来的技法。皮肤有其固有的颜色，要进行细致的思考，利用设计，挽救有缺陷的轮廓。

色素的沉着

让色素沉着的方法，是利用手动机器或者自动机器，选定好模式，把色素注入你的皮肤层里。皮肤的特点是，每4周角质层会脱落，在这个过程中，手术的创口部分的结痂第一次脱落，使颜色更加自然。

第一次结痂与角质层一同脱落，此后要进行修改补充，第二次手术还将进行润色，因个人皮肤特征不同，可能还会进行第三次润色。与第一次上色相比，第二次及第三次修复手术会让颜色更加自然、更加安全，使人更加美丽。

3　半永久化妆术和文身的区别（表1-1-1）

文身的特点

　　文身是将色素注入真皮层内的一种技术，让色素永久地留在体内。因为使用的是化学类的色素，有可能会出现过敏反应，而且不可更改。

半永久化妆术的特点

　　半永久化妆术在两年内存在色素变浅和颜色更加自然的可能。使用的材料是天然的，过敏反应少，因操作时用的是一次性的针，所以更加安全可靠。

　　皮肤的表皮层和真皮层之间 0.08 ~ 0.15mm 厚的皮肤层是半永久化妆术的操作界面，在此层沉着的色素随着时间的推移，会体现更加自然的轮廓。

表1-1-1　半永久化妆术和文身的区别

特点	半永久化妆术（Permanent make-up）	文身（Tatoo）
持续效果	6个月至2年	永久
身体部位	脸部（眉毛、眼线、嘴唇、发际线）	全部身体范围
目的	改善脸部轮廓，追求美	独特性、象征性
原料	色素（Iron oxide）	墨（Carbon）
色彩	混合多种色素搭配	主要使用黑色
颜色变化	根据搭配色素而稍微发蓝或发粉	蓝色、绿色
是否过敏	使用天然色素，过敏率较低	过敏率高
是否感染	使用一次性针，感染率较低	反复使用感染率高
皮肤着色	色素着色到表皮层和真皮层之间	色素着色到真皮层
二次操作	有必要进行二次操作	没有必要

CHAPTER 02 | 半永久化妆术的 历史背景

1 半永久化妆术的由来

　　半永久化妆术是由文身发展而来的（图1-2-1）。文身，西班牙语为"Tatua"，4000多年前，埃及木乃伊身上就发现了文身。文身主要在宗教礼仪中使用，除此之外，还标记等级，也是婚礼及生育时的标志（金镇、张熙珍．半永久化妆术．2011，15）。

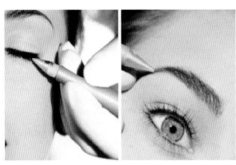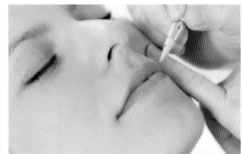

图1-2-1　半永久化妆术

2 半永久化妆术的发展

　　初期的文身是宗教或巫术活动中使用的特定的礼仪行为，近代和现代，流行美容，人们追求自然的轮廓，文身日渐发展成为完善的技术。文身初期只属于特定人群，但逐渐可以修正和完善，可使用机器和更换色素，使得这项技术得到飞速的发展。

SEMI PERMANENT MAKE-UP

PART 2

半永久化妆术涉及的皮肤领域

CHAPTER 01 | 皮肤的构造特点

1 皮肤的构造

半永久化妆术和皮肤的构造

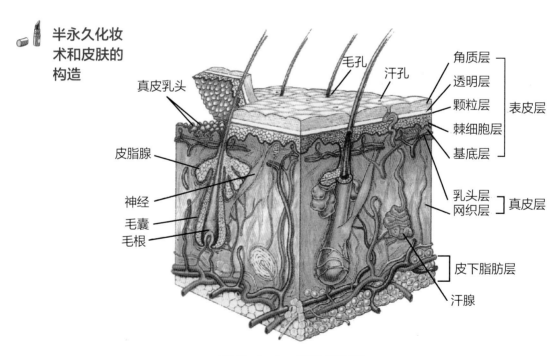

图 2-1-1　皮肤的构造

半永久化妆术和文身不同，是通过机器使微色素进入表皮层和真皮层之间的界面或表皮层的着色技术。皮肤无毛发的部位由表皮层、真皮层、皮下脂肪层组成（图2-1-1），角质形成细胞的母体、表皮细胞占皮肤角质层的80%。

细胞更换周期

在皮肤的基底层形成的新的细胞，随着时间的流逝，经过棘细胞层、颗粒层和透明层到达角质层，形成脱皮，这个过程反复进行，出现细胞的水分流出，被角质层吸收的现象，这个过程所需的时间叫作细胞更新周期，每4周发生1次。

这个以28天为周期进行的角质脱落，是正常的皮肤类型，比28天早出现角质脱落的是干性皮肤或头皮类型，角质周期决定了皮肤类型。因为皮肤的这个特点，色素沉着率也会受到影响。

2 表皮的特点（图 2-1-2、图 2-1-3）

表皮层

表皮层是引起皮肤角质化现象的主要皮肤结构，由基底层、棘细胞层、颗粒层、透明层和角质层组成，其中与细胞分裂有关的是基底层。

表皮层和角质化的周期

在基底层形成的新细胞，随着时间的流逝，经过棘细胞层、颗粒层和透明层到达角质层，继而脱皮，这个过程叫作"角质化"。细胞中的水分大量流失和角蛋白成分的吸收所需要的时间叫作"角质化周期"。

基底层是黑色素细胞分裂的发生层次，表皮层的厚度在 0.2mm 左右，因此使用机器让色素侵入表皮层不会产生太大的伤口。

真皮层

皮肤的厚度为 0.5~4.0mm，真皮层的厚度为 0.2mm 左右，真皮的网织层由脂肪细胞、血液细胞、淋巴细胞、皮脂腺、汗腺及毛囊等构成，构成物中有胶原蛋白和弹力蛋白。

真皮层的构成

◆ **胶原蛋白**：胶原的蛋白质是皮肤结构的主要成分，哺乳动物中，蛋白质占整体成分的 1/3，由 19 种氨基酸组成，具有紫外线防御功能，可保护皮肤，预防皮肤产生皱纹，可保留皮肤中的水分。

◆ **弹性蛋白**：弹性强的蛋白质是决定皮肤弹性的重要因素。弹性蛋白老化，皮肤的弹性就会减弱，随着营养的流失，皮肤就会出现松弛。

◆ **黏多糖**：真皮层内含有大量的黏多糖蛋白，黏多糖蛋白有很强的锁水功能，在锁水的同时不断地滋润角质层，保证皮肤进行正常的新陈代谢。黏多糖还可维持皮肤的弹性与光泽，是保持皮肤年轻状态的重要成分。

皮下脂肪层

皮下脂肪层主要由脂肪组织组成，脂肪组织分布在身体器官的周围，因年龄、性别、营养状态的不同而有不同的分布，男人的脂肪多分布在腹部，女人的脂肪多分布在臀部、大腿周围。皮下脂肪层可为皮肤提供营养和能量。

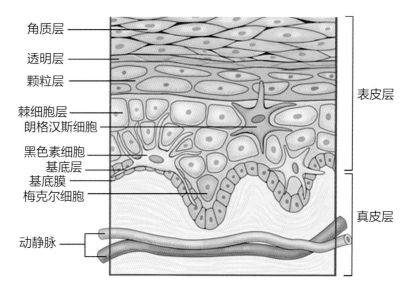

图 2-1-2　表皮层和真皮层构造

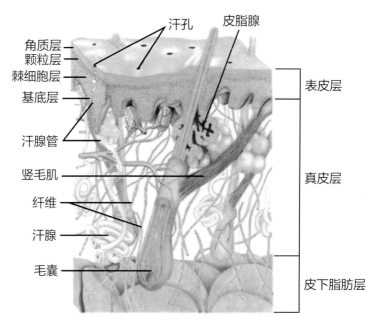

图 2-1-3　皮下结构图

CHAPTER

02 | 不同皮肤类型半永久化妆术的应用

1 干性皮肤的应用

干性皮肤的特点

干性皮肤水油平衡失调、新陈代谢能力下降，从而导致皮肤粗糙，有红点且斑点多。干性皮肤细胞更新周期短于4周，色素进入表皮层下后就算当时着色完整，很快也会脱落。

干性皮肤和半永久化妆术

干性皮肤在平时需要进行充分的水油平衡管理，经常使用营养面膜，补水功能强的面霜也可以快速产生效果。敏感性皮肤很容易出现红色斑点，外界刺激太强会让半永久化妆术后的伤口愈合时间延长，而且在色素基本代谢完全的时候，也可能留下粉红色的痕迹，因此，干性皮肤实施半永久化妆术时颜料的搭配很重要。

TIP

干性皮肤的半永久化妆术

1. 掉色速度较快

　　干性皮肤由于细胞更新周期短，角质会过度脱落，所以色素也会一起掉色，而且敏感性皮肤可能会有痘痘，所以实施半永久化妆术后要积极护肤。

2. 尽量不要刺激皮肤

　　一个疗程的半永久化妆术实施及补色不要超过 5 次，否则，对皮肤的刺激和损伤更大。

3. 可以减少红血丝的色素搭配

　　面部皮肤红血丝比较多的情况下可以减少绿色或蓝色的染料，这非常重要。

2 油性皮肤的应用

油性皮肤的特点

　　油性皮肤与干性皮肤相比，皮肤表面有过多的油脂，因为这些油脂，皮肤长痘痘的可能性就增大。油性皮肤的人，颜色会很快渗入皮肤，但除掉油脂的时候，颜色也会一同排除，所以颜色的持久度比较低。

油性皮肤和半永久化妆术

　　为了保证颜色稳固，在实施半永久化妆术前要去掉皮肤上的油脂和角质。

TIP

油性皮肤的半永久化妆术

1. 颜色持久度降低

　　与中性皮肤相比，油性皮肤排除角质的量比较多，所以色素的排除量也较多，因此，颜色的持久度也会降低。

2. 去除油脂、角质的过程非常重要

　　因为油性皮肤表面的油脂会堵塞毛孔和汗孔，此时，注入色素后半永久化妆术的效果会下降，手术前一定要先把油脂和角质去掉，这样效果更佳。

3. 采用深色色素搭配

　　因掉色较快，采用深一色号的染料进行手术也是很好的方法。

SEMI PERMANENT MAKE-UP

PART 3

半永久化妆术的设计
（Design）

01 | 面部的均衡与和谐

为了使面部轮廓表现得和谐（图3-1-1），半永久化妆术设计的重点是面部的宽度和长度要平衡。一般面部理想的长度是18.6cm，宽度是12.95cm。设计时，要考虑额头的宽窄、眉间距的宽窄、眉毛与眼睛之间的宽窄。

1 眉毛

最理想的眉毛长度是4.5~5.0cm，眉头到眉峰的长度是3cm，眉峰到眉尾的长度是1.5~2.0cm，眉间距的宽度是0.8~1.0cm。

2 眼睛

人的双眼光心距为 7.0~7.5cm，双眼之间的最佳距离是 3cm。画眼线时，要看眼尾是上升型还是下垂型，根据整体形态判断眼型是圆眼型还是长眼型，然后再来设计眼尾。

3 唇部

上唇和下唇厚度的最佳比率是 1：1.5。要明确唇部边缘，在唇部边缘画唇线，然后自然地填满唇部。要判断好唇部的填充设计是上上线还是上下线。每个人的唇部颜色都不一样，即使是纯色，上色后也会有变化，所以必须观察不同的纯色。

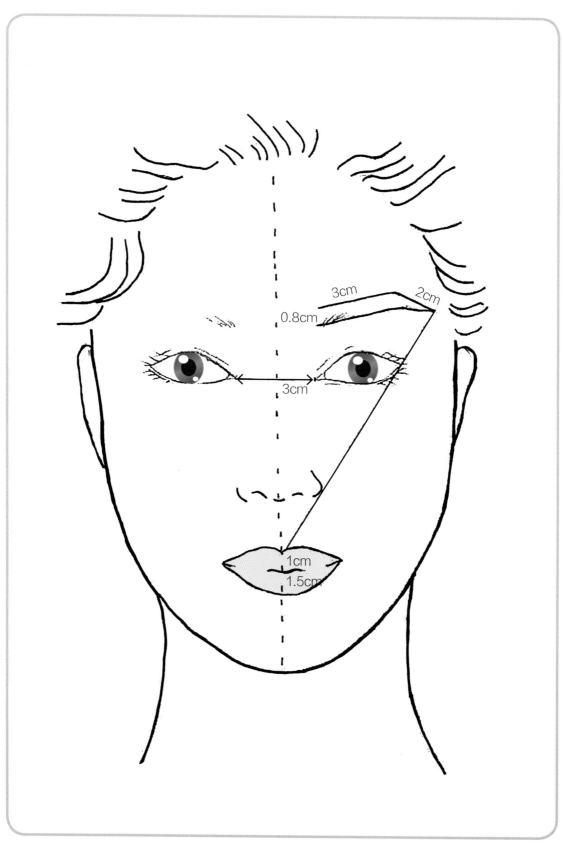

图 3-1-1　面部轮廓的和谐

02 眉毛的设计

在半永久化妆术中眉毛的半永久化妆术是最具人气的一部分。眉毛是身体中设计及流行趋势变化较大的部位，眉毛的设计会根据流行趋势和年龄段而发生变化，这是最能体现每一位顾客特点的部分。人的面部最吸人眼球的部位就是眉毛，所以实施眉毛的半永久化妆术时要根据每个人的形态标准慎重地操作。

1 画眉的基础

画眉时要有个标准，眉头在内眼角向上的延长线上，眉峰在黑眼球外侧的延长线上，眉尾在鼻翼与外眼角的延长线上，眉尾要高于眉头，这是标准眉形，操作时要根据每个人的实际情况来设计（图 3-2-1 ~ 图 3-2-8）。

> **TIP**
>
> 设计眉毛时要注意左右对称，眉毛前半部分和眉尾的设计要一致。

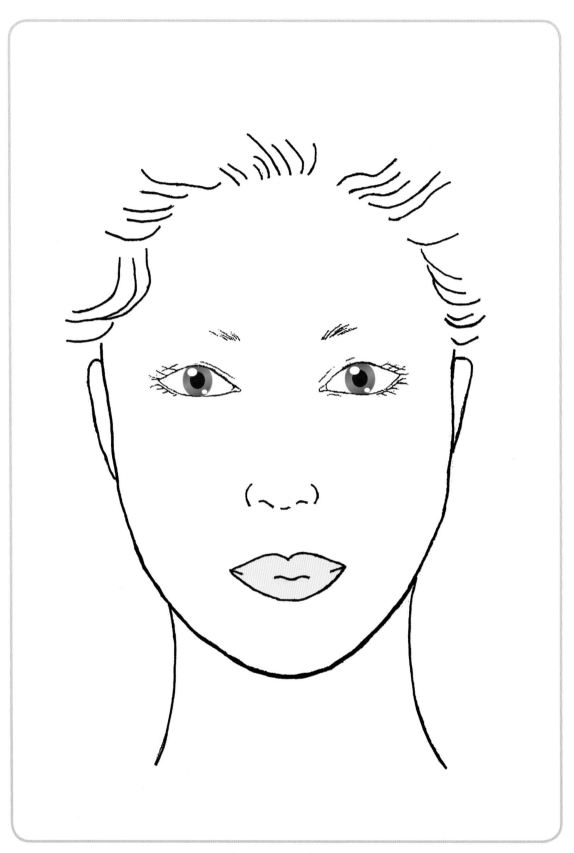

图 3-2-1　面部正面

侧面部的眉毛设计：在眼尾部画线来练习眉尾的设计。

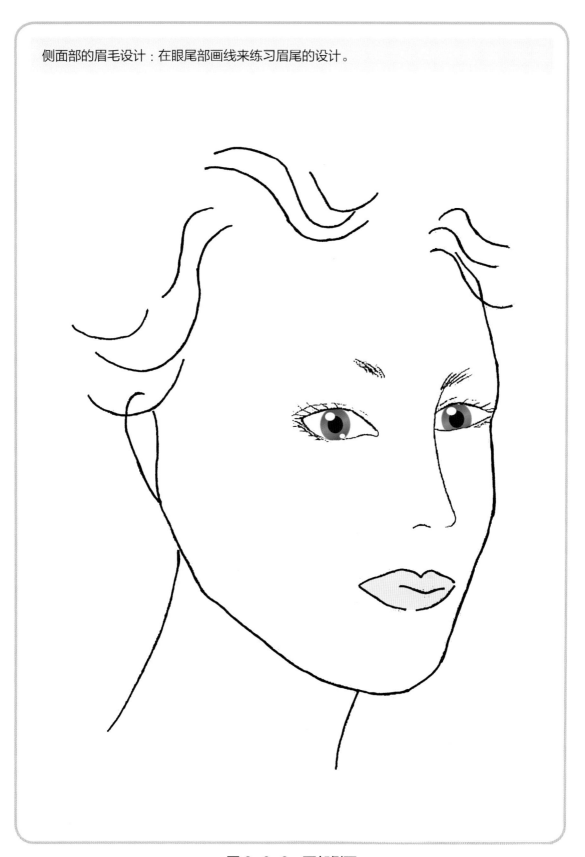

图 3-2-2　面部侧面

侧面部的眉毛设计：练习眉尾的设计。

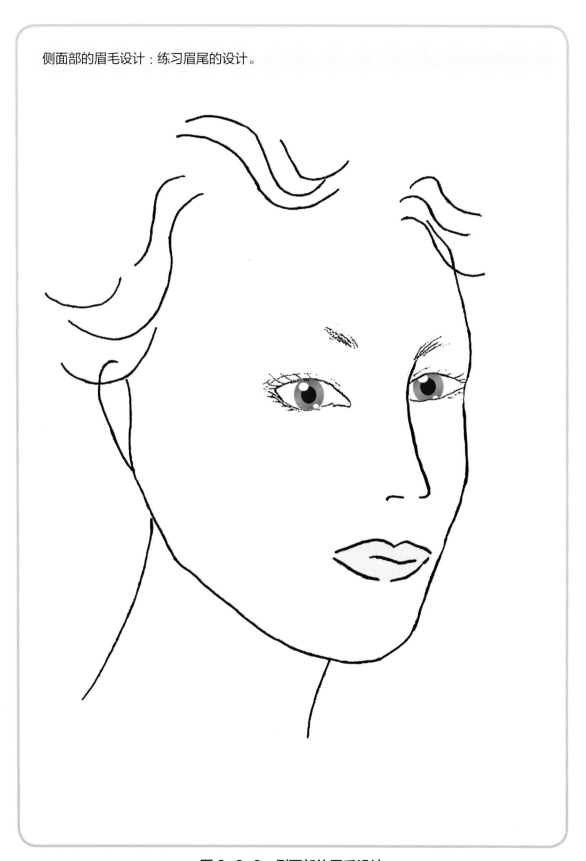

图 3-2-3　侧面部的眉毛设计

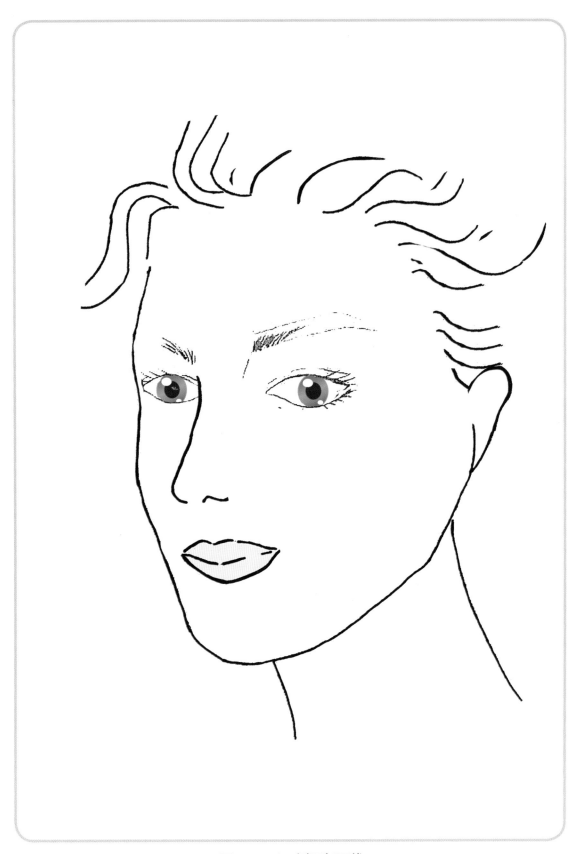

图 3-2-4　侧面部画线

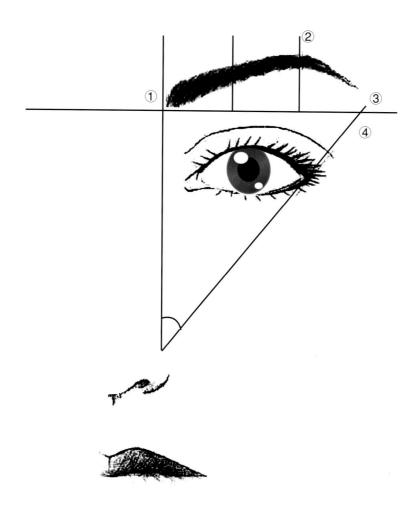

① **眉头**

眉头位于与鼻翼垂直的线上。

② **眉峰**

眉峰位于眉毛的前2/3处。

③ **眉尾**

眉尾位于鼻翼和眼尾的连线上。

④ **眉头和眉尾之间的眉毛长度是4.5~5.0cm**

眉峰的设计是重点。

图3-2-5 练习画眉

练习右边眉毛的设计：练习画稍微重一点的眉毛。

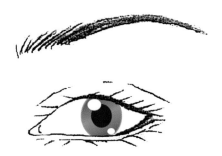

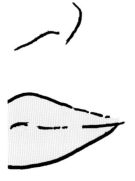

图 3-2-6　练习画右眉 1

眉毛的设计：设计左边的眉毛时加重一点。

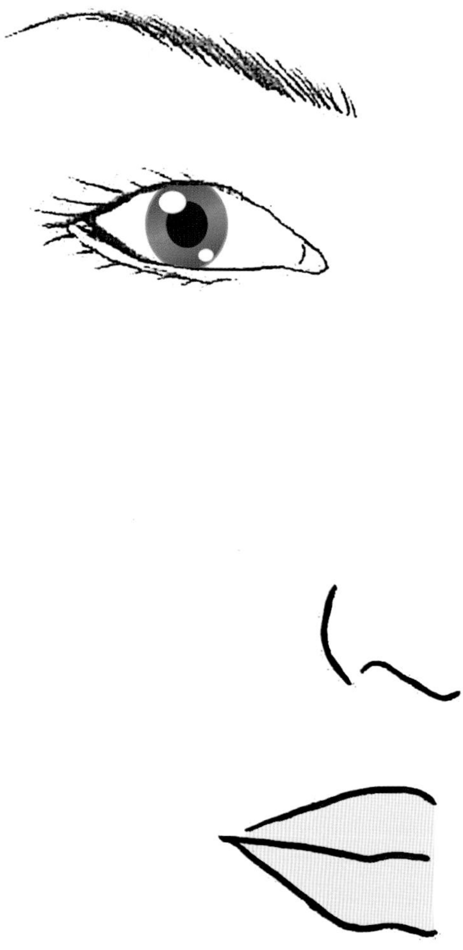

图 3-2-7　练习画左眉 1

眉毛的设计：设计左边的眉毛时加重一点。

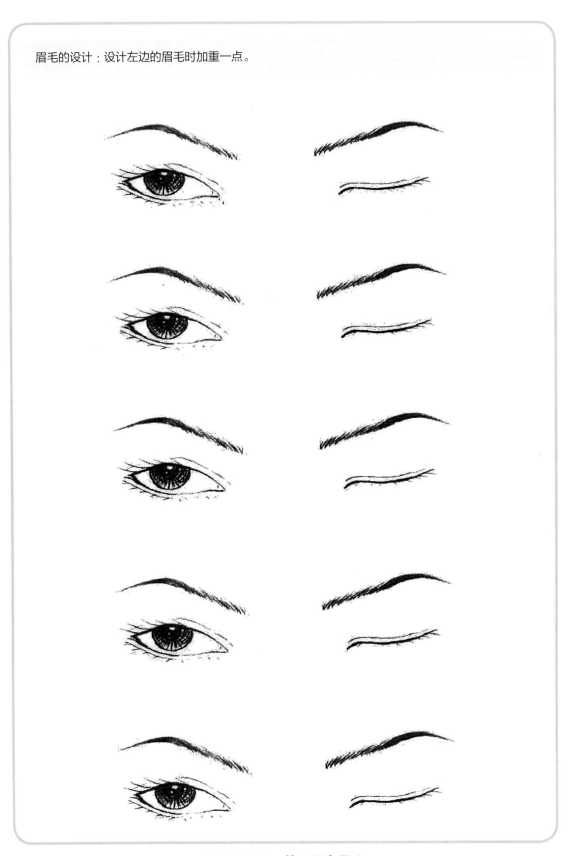

图 3-2-8　练习画左眉 2

眉毛的设计：设计右边的眉毛时加重一点。

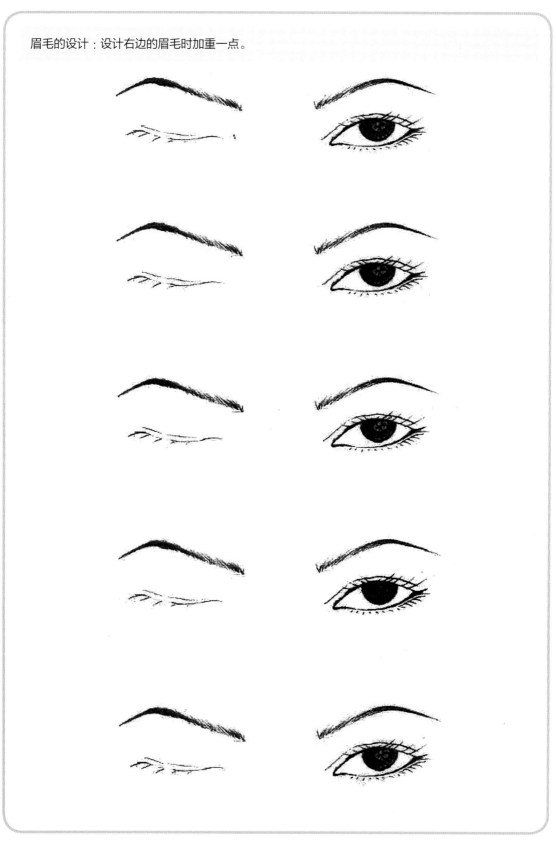

图 3-2-8　练习画右眉 2

2 根据眉形进行设计

标准形眉

标准形眉最具人气：是自然且适合所有人的眉毛形态（图 3-2-9 ~ 图 3-2-12）。

图 3-2-9　标准形眉

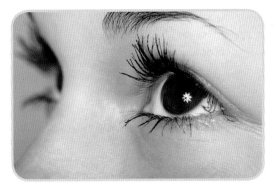
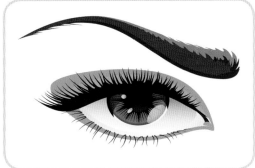

图 3-2-10　画标准形眉

标准形眉

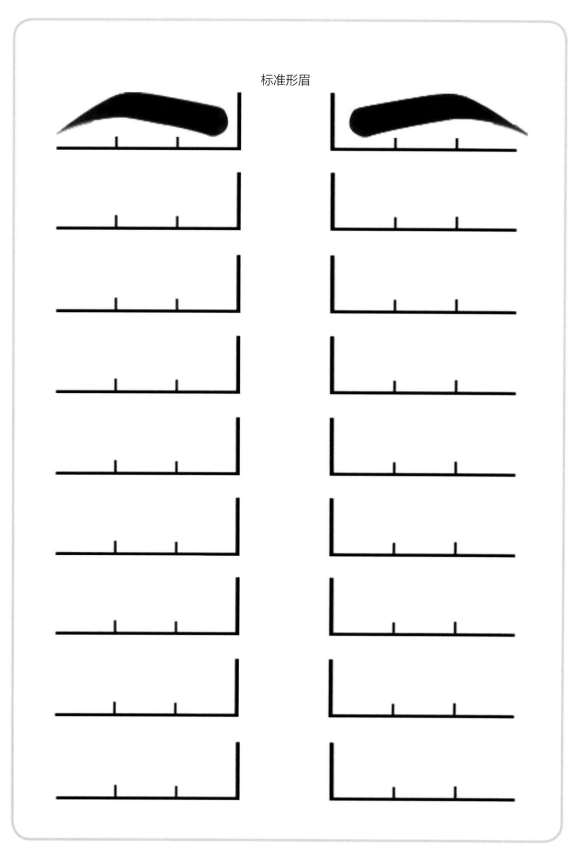

图 3-2-11 练习画标准形眉 1

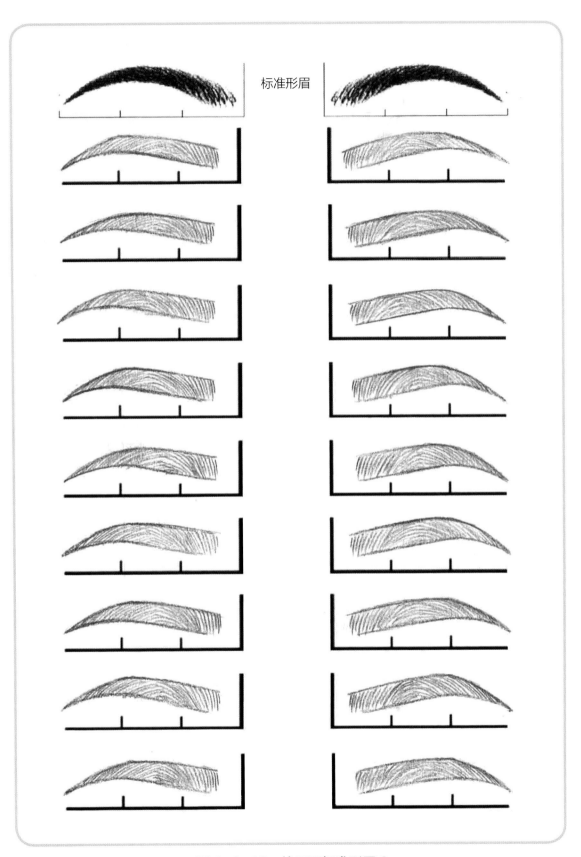

标准形眉

图3-2-12 练习画标准形眉2

🖌 一字形眉

一字形眉从 2013 年开始流行，在年轻人中很有人气。

从细到粗的一字形眉与脸形基本没有关系，所以到现在仍然很有人气（图 3-2-13 ～图 3-2-19）。

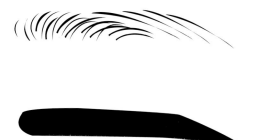

图 3-2-13 一字形眉

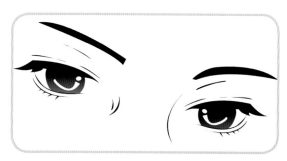 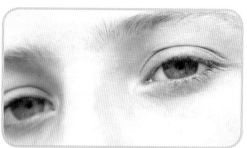

图 3-2-14 画一字形眉

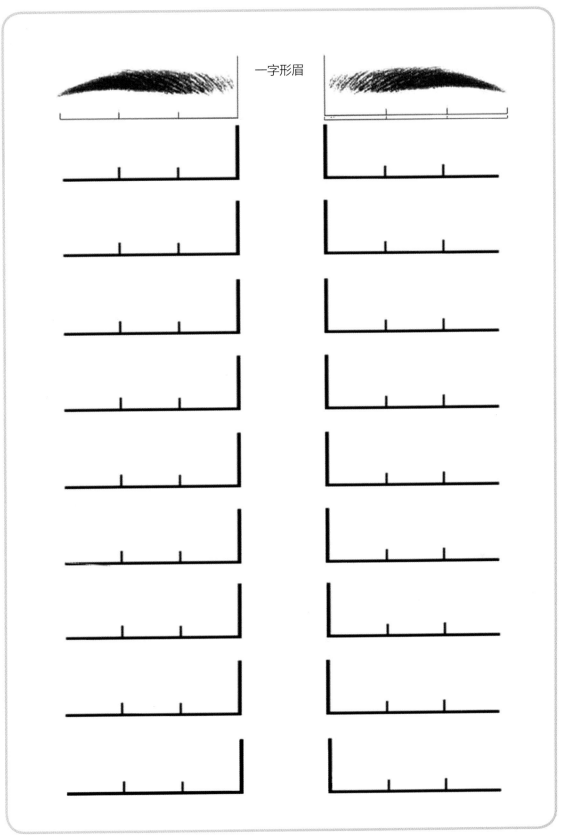

一字形眉

图 3-2-15 练习画一字形眉 1

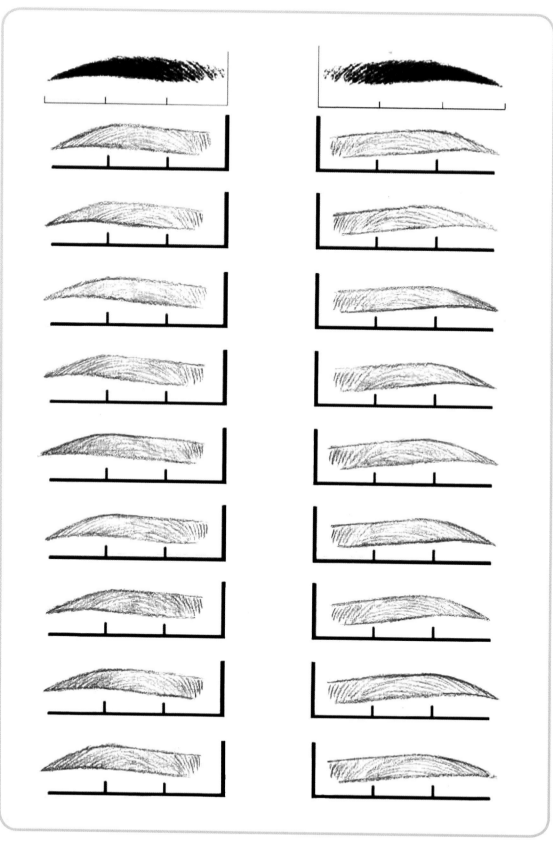

图 3-2-16　练习画一字形眉 2

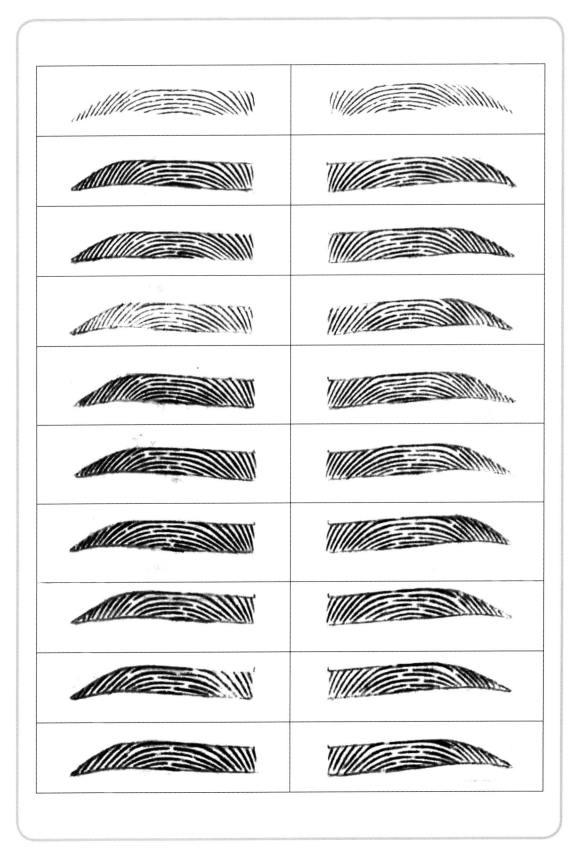

图 3-2-17　胶板练习

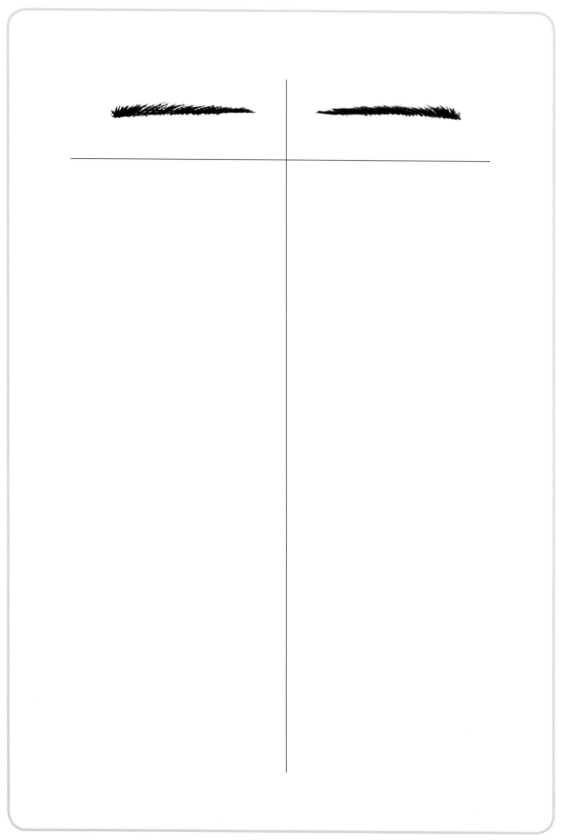

图 3-2-18　练习画细的一字形眉

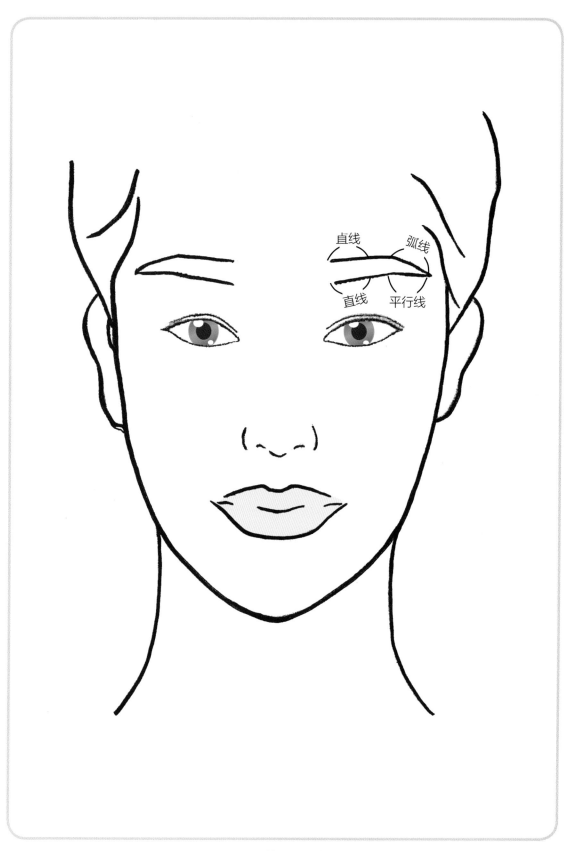

直线   弧线

直线   平行线

图 3-2-19 练习画粗的一字形眉

拱形眉

拱形眉适合圆脸的人，在 50~60 岁年龄段的女士中很有人气。

拱形眉和欧式眉一样，给人带来干练的感觉（图 3-2-20 ~ 图 3-2-23）。

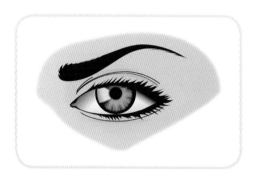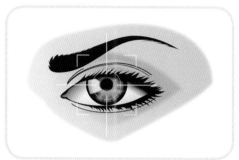

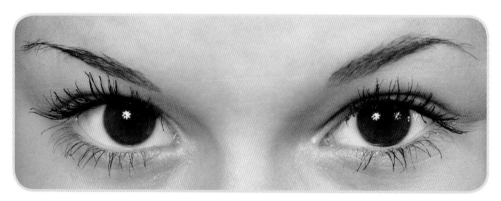

图 3-2-20　画拱形眉

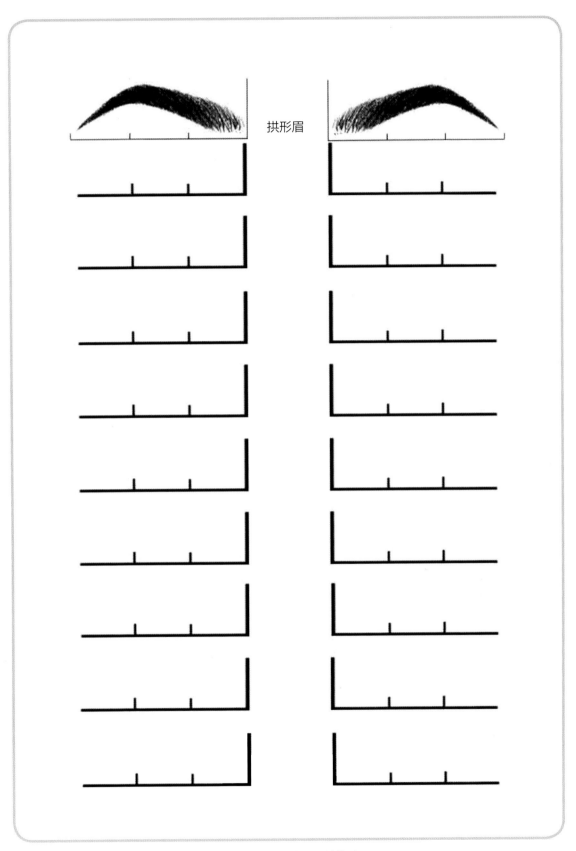

拱形眉

图 3-2-21　练习画拱形眉 1

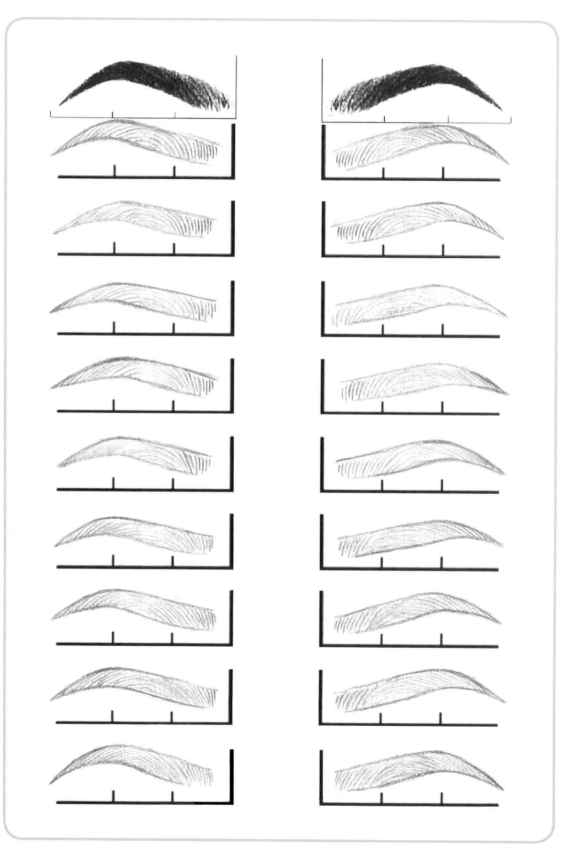

图 3-2-22　练习画拱形眉 2

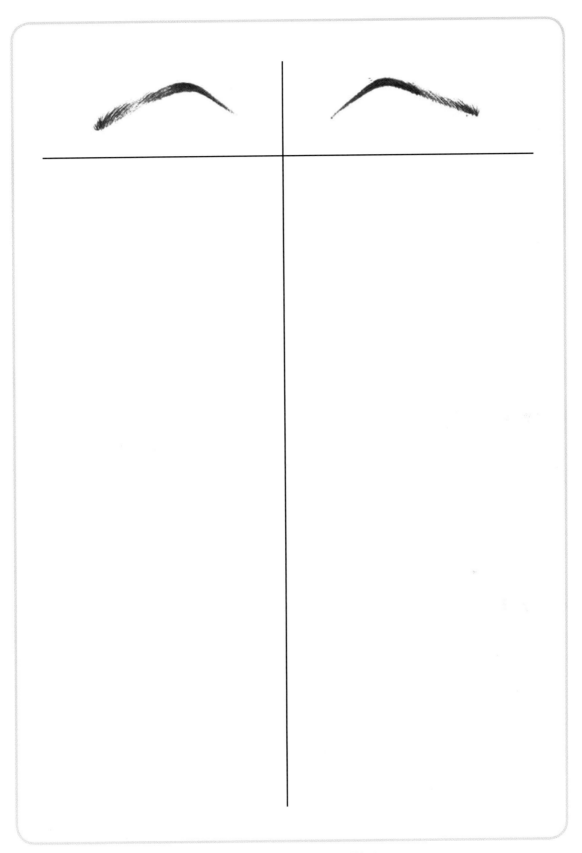

图 3-2-23　练习画细的拱形眉

欧式眉（图 3-2-24）

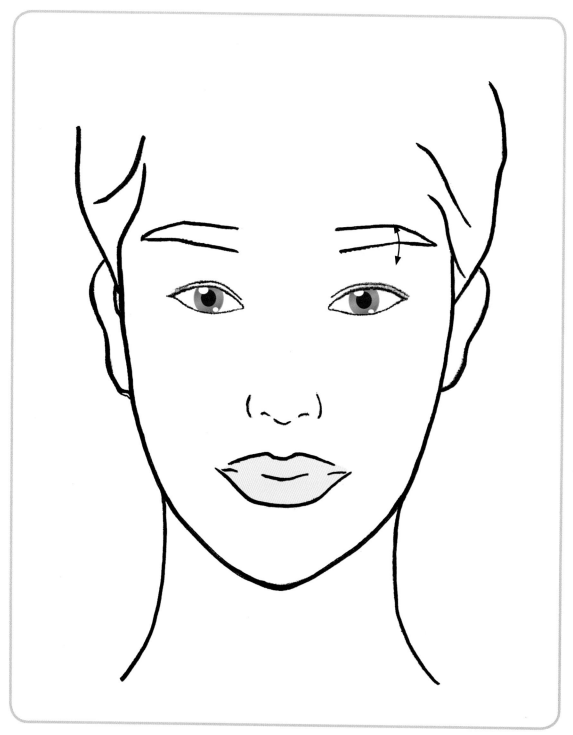

图 3-2-24　练习画欧式眉

柳叶眉

柳叶眉适合倒三角脸形的人或额头宽的人。柳叶眉虽然具有古典风格，但不够温柔（图 3-2-25 ~ 图 3-2-27）。

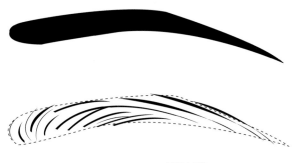

图 3-2-25　柳叶眉

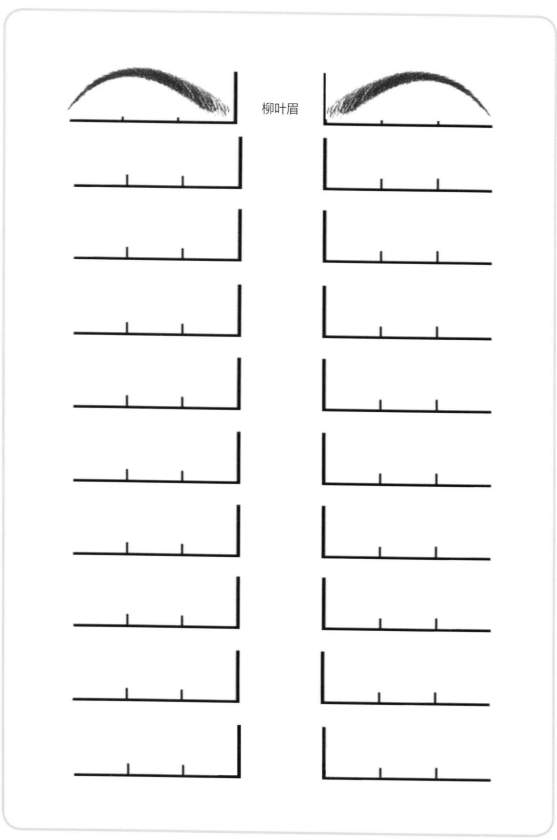

柳叶眉

图 3-2-26　练习画柳叶眉 1

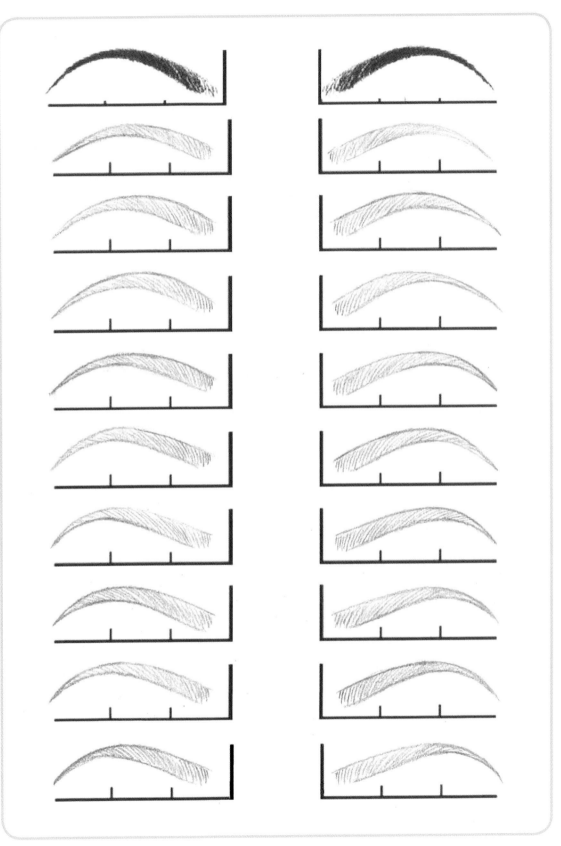

图 3-2-27　练习画柳叶眉 2

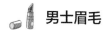 **男士眉毛**

男士的眉毛比女士的眉毛重，一字形眉较多，也比较粗。最近做眉毛的半永久化妆术的男士越来越多，所以要多多地练习（图 3-2-28 ~ 图 3-2-31）。男士的眉形设计种类不多，流行变化也不大，染色种类也很少。

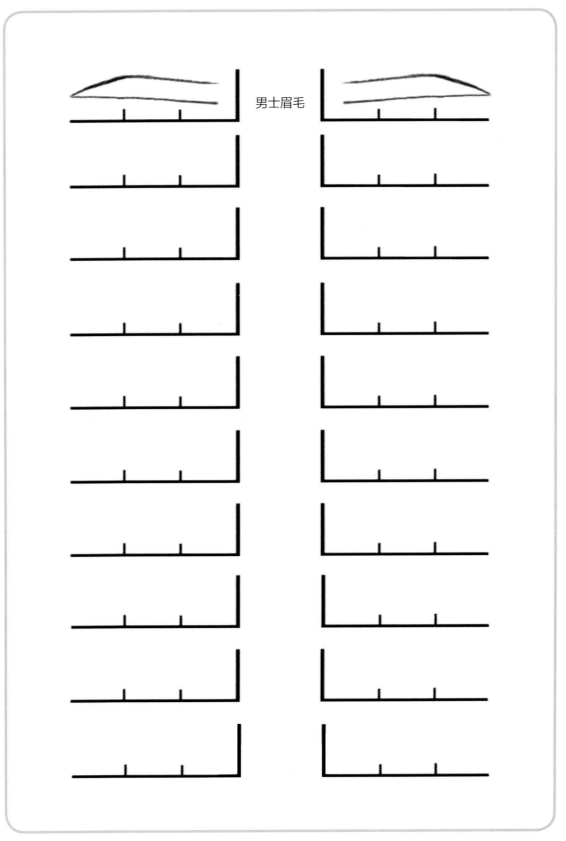

男士眉毛

图 3-2-28 练习画男士眉毛 1

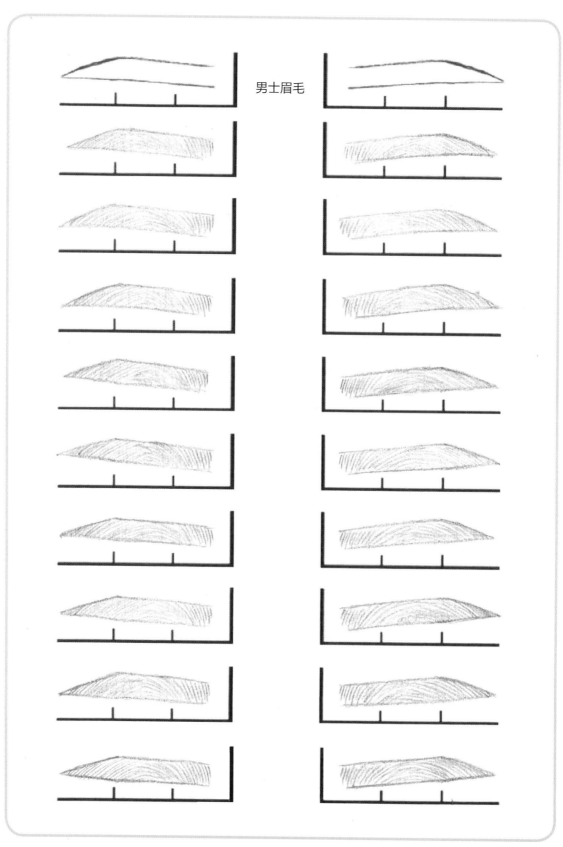

男士眉毛

图 3-2-29　练习画男士眉毛 2

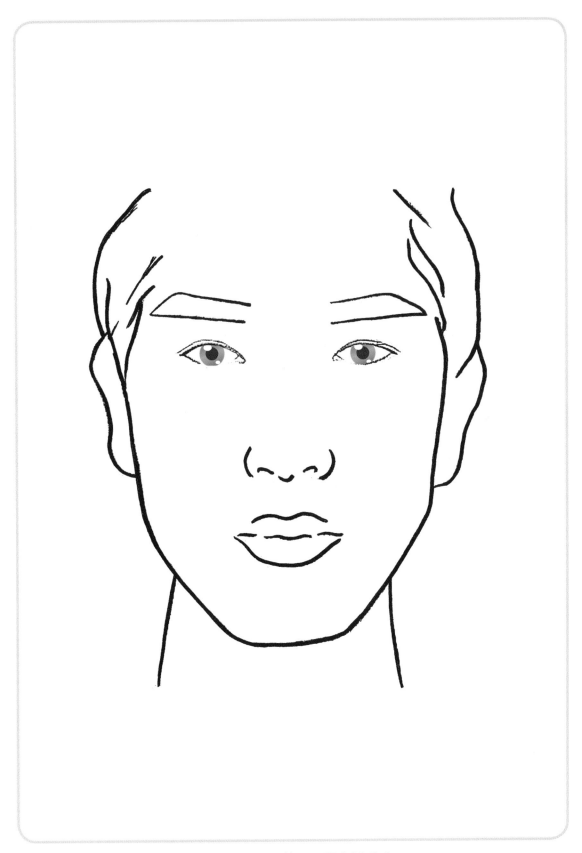

图 3-2-30　练习画男士眉毛 3

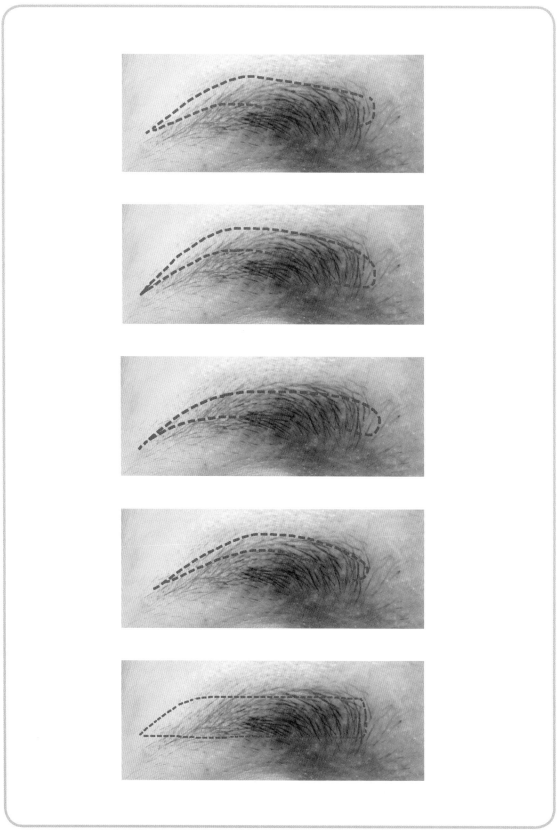

图 3-2-31　练习画男士眉毛实例

CHAPTER

03 | 眼线的设计

眼线的半永久化妆术

在眼线部位做半永久化妆术时，有的操作简单，有的操作也很难。操作时眼球颤动或流眼泪的顾客较多，因此操作时间稍长，要操作数次，比较麻烦。

眼线的设计应用

设计眼线时，要判断眼线尾是向上还是向下，判断是圆眼型还是长眼型，根据眼睛的形态来设计眼线。操作时眼尾的颜色一般比眼头的颜色更深，因为眼尾的颜色容易掉色（图 3-3-1 ～图 3-3-4）。

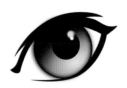

图 3-3-1　眼线的设计

练习画眼线时不能歪，要画出直线，这很重要。

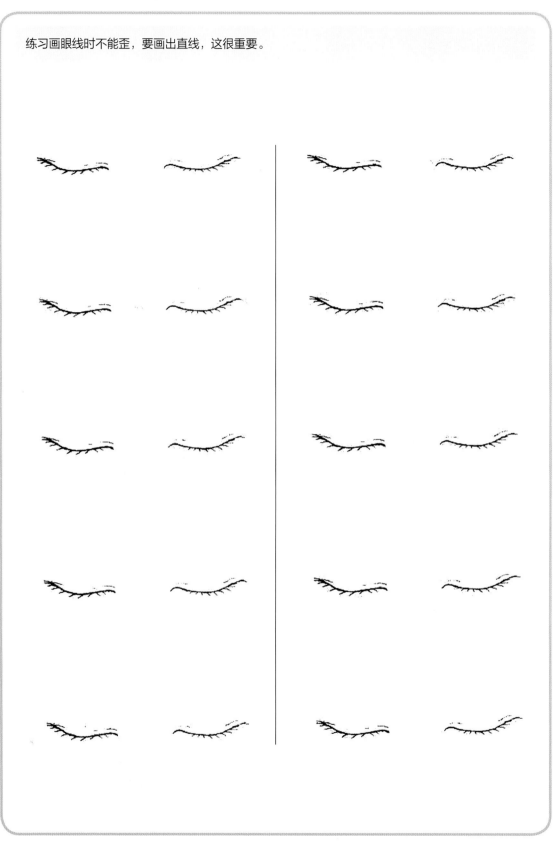

图 3-3-2 练习画眼线 1

眼睛有很多种形态，所以要看好眼尾是向上还是向下的，再来练习画眼线。特别需要注意的是，画眼尾时，颜色要加深，眼线要加粗，这样效果更佳。

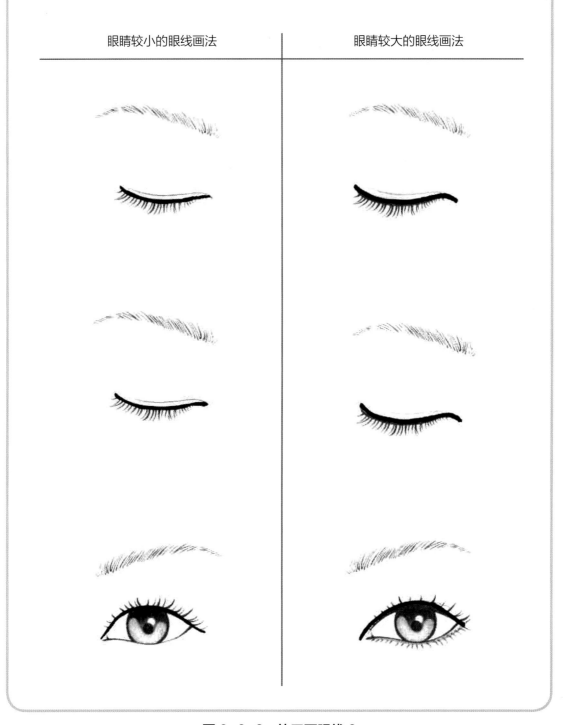

| 眼睛较小的眼线画法 | 眼睛较大的眼线画法 |

图 3-3-3　练习画眼线 2

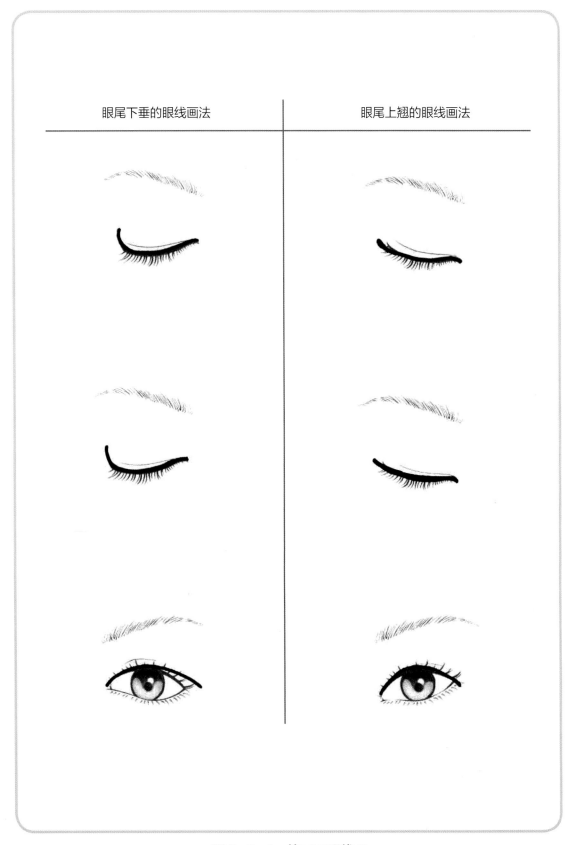

眼尾下垂的眼线画法　　　　眼尾上翘的眼线画法

图 3-3-4　练习画眼线 3

CHAPTER

04

唇部的设计

唇部的半永久化妆术

　　唇部的半永久化妆术在操作中色素不易吸收，而且是最疼痛的部位。

　　唇部皱纹较多，所以操作时要拉平唇部，反复操作。

唇部的设计应用

　　设计唇部的半永久化妆术时，上唇和下唇的比例是1∶1.5。然后要观察两边的唇尾是向上还是向下，然后再进行半永久化妆术的操作。操作时虽然简单，但要注意流口水的情况。

◆ **唇部的设计：** 操作唇部的半永久化妆术时要从中间向外，口唇内黏膜部分和唇角边不能进行操作，并且操作时，设计及颜色不能夸张（图3-4-1、图3-4-2）。

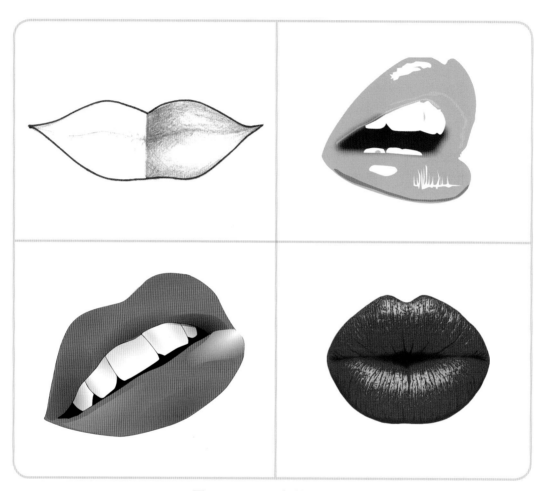

图3-4-1　唇部的设计1

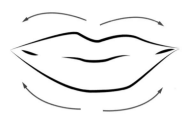

图 3-4-2　唇部的设计 2

◆ **唇线向内的设计**：下嘴唇厚的情况下，与本人的唇形相比，唇线的设计要向内
0.05cm（图 3-4-3）。

图 3-4-3　唇线向内的设计

◆ **唇线向外的设计**：下嘴唇薄的情况下，与本人的唇形相比，唇线的设计要向外
0.05cm（可以适当加粗，图 3-4-4）。

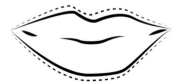

图 3-4-4　唇线向外的设计

◆ **有饱满感的嘴唇或没有唇线的嘴唇的设计**：纹出唇线后，在其内填满颜色，这样可以纹出很漂亮的唇部（图 3-4-5）。

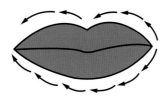

图 3-4-5　有饱满感的嘴唇或没有唇线的嘴唇的设计

◆ **上嘴唇线一字形的嘴唇的设计**：实际上有很多人的嘴唇是这种类型，这时要根据顾客的要求稍微设计出有弧度的唇形，或者在一字形的唇形内填满颜色也可以（图 3-4-6）。

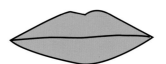

图 3-4-6　上嘴唇线一字形的嘴唇的设计

◆ **可爱活泼的唇形设计**：半永久化妆术时，要纹出可爱活泼的唇形，上嘴唇可以从左向右移动来操作，下嘴唇从右向左移动来操作（图 3-4-7）。

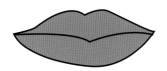

图 3-4-7　可爱活泼的唇形设计

上唇和下唇的比例为 1:1.5，画圆一点儿或弧一点儿。如果有唇尾过度向下的情况（图 3-4-8），画圆一点儿就可以让唇尾稍微向上，可以给人留下活泼的印象。

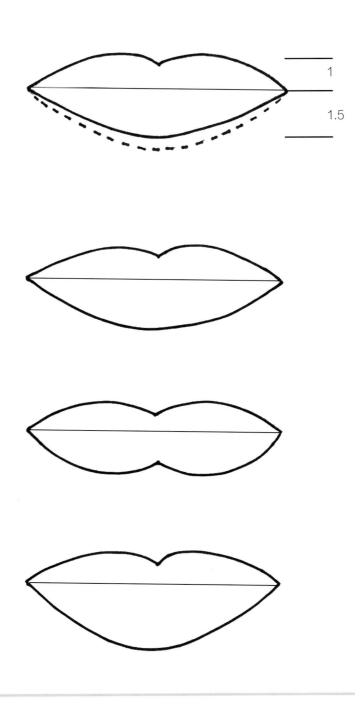

图 3-4-8　下嘴唇的设计

SEMI PERMANENT MAKE-UP

PART 4

半永久化妆术使用的机器

01 | Ambo 机器 （Ambo Draw）

关于 Ambo 机器

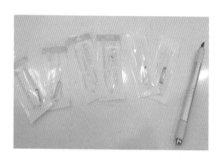

图 4-1-1　Ambo 机器与针

Ambo 由数根特制的尖弯头组成，可以画出很精致的线（图 4-1-1）。Ambo 机器主要用于眉毛的半永久化妆术，可以一根根地填补眉间空隙，有经验的医师利用 Ambo 机器可以又快又准确地纹出几乎与真实毛发一样的线。

Ambo 机器的特点

Ambo 的尖弯头很锋利，所以操作时稍一用力就会弄出很深的伤口，失误时修补更费精力。还有，使用 Ambo 机器时很难把握弧度，所以需要多加练习。

1 Ambo 的特点

1. 操作时操作笔与皮肤保持 90°，慢慢并细心地进行操作。

2. 采用普通色素上色比较难，用 Ambo 色素的话效果更好。

3. 要保持操作距离，纹长弧形比纹细线更易操作，而且还不用反复画线。

4. 在眉头部分操作时要稍微抬一下机器，纹细细的线，这样色素渗入皮肤较快且更自然。眉尾部分色素掉色较快，操作时要注意，并且颜色加深一点儿更好。

TIP

Ambo 这个词是刺绣的意思，意味着在眉毛上刺绣。Ambo 是由数根特制的尖弯头组成，是看着像刀一样的机器。Ambo 机器有很多种，尖弯头的个数是 6～21个，目前市场上主要用的是 10～14 个尖弯头的机器。

2 Ambo 机器的设计练习

Ambo 机器的 设计练习 1

1. 选定眉毛的设计轮廓。
2. 选定眉毛中心的设计轮廓。
3. 选定眉尾的设计轮廓。
4. 按眉心部位、眉尾部位、眉头部位的顺序来完成。

Ambo 机器的 设计练习 2

1. 从眉头开始选定轮廓，连接至眉尾部分。
2. 先在中心部分定下点，以从后向前的顺序操作至眉头部位。
3. 从眉尾部分开始向中心部位继续进行操作（图 4-1-2、图 4-1-3）。

◆ 拱形眉

◆ 欧式眉

◆ 长形眉

◆ 柳叶眉

◆ 一字形眉

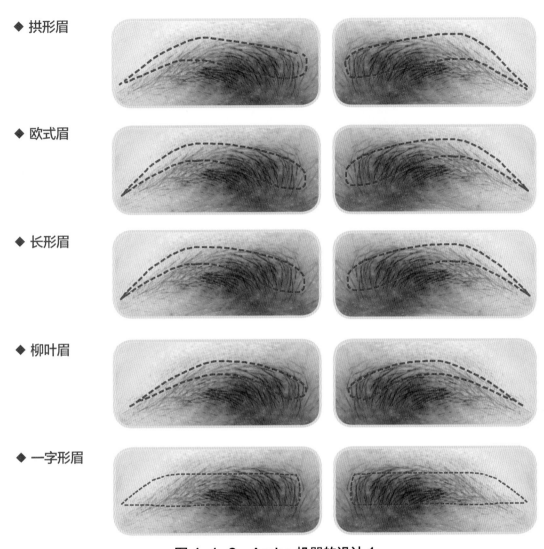

图 4-1-2　Ambo 机器的设计 1

TIP

先进行设计，再利用机器选定眉毛轮廓（顺序不太重要）。操作者以放松的姿势来做出顾客需要的眉形。

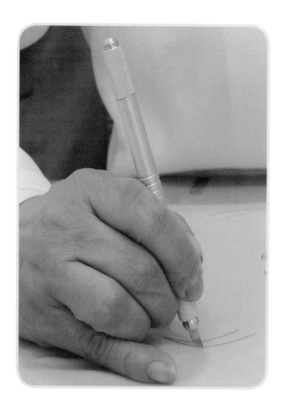

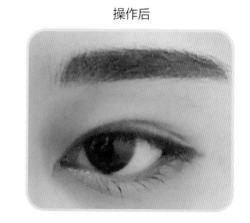

| 操作前 | 操作后 |

图 4-1-3　Ambo 机器的设计 2

3 Ambo 技法（图 4-1-4）

竖指技法

竖指技法一般称为拽法，皮肤有些部位颜色渗入度较低，所以要捏起皮肤，用 Ambo 尖弯头尖锐面的后 1/3 来操作。主要进行眉尾到中心部分的操作，很多情况下，以这种方式进行全部眉毛的操作。竖指技法的手法比较细腻，实施半永久化妆术后也不会很尴尬。

Rounding 技法

Rounding 技法是在眉毛长出来的形态上画圆线来操作。是使用最多的操作法。

Combo 技法

Combo 技法是 Ambo 机器和数码机器混合使用的技法。

例如，在进行色素渗入较差的部位的 Ambo 机器操作时，眉头部位要用浅色色素时，使用数码机器操作。在第一次使用 Ambo 机器画完线，再进行渐变填色时使用数码机器进行填色，或在第一次用浅色渐变填色，之后在上面画眉毛时用的技法。

4 Ambo 技法的优缺点

Ambo 技法
的优点

优点：操作比较简单，时间短，而且显得自然。

Ambo 技法
的缺点

缺点：掉色比较快，而且不均匀。使用 Ambo 机器进行半永久化妆术的眉毛持续时间为 6 个月至 1 年。

Rounding
技法

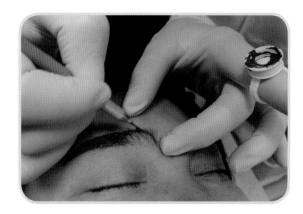

竖指技法

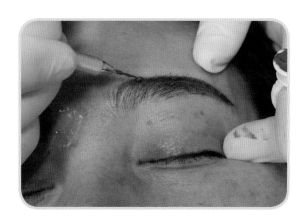

Combo
技法

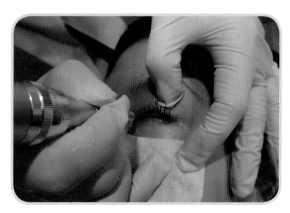

图 4-1-4　Ambo 技法

CHAPTER

02 数码机器
（Digital Machine）

数码机器的针面均匀，以回旋的方式进行眉毛的半永久化妆术，对皮肤的刺激较小，操作很方便。因其操作对皮肤的损伤小，因而使用较广泛。眼线与唇部必须要用数码机器进行操作，最近，进行眉毛的半永久化妆术时也经常使用数码机器。

数码机器的针面分为一体型和分离型，在眉毛较少时，用 Ambo 机器纹完眉毛后，常用数码机器进行补色（图 4-2-1）。

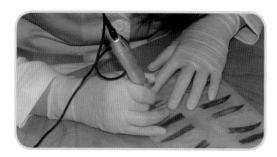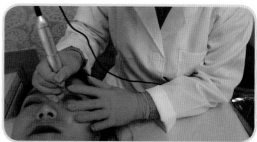

图 4-2-1　操作数码机器

1 数码机器的特点

1. 数码机器的针面种类分为 1P、3P、5P、7P 等多种，如何选择比较重要。一般多选择 1P 和 3P 的针面。

2. 要使用完成消毒的、获得许可的针面，必须使用一次性的针面。

3. 学会控制针面的速度，有的针比较长，可以调整长短。

4. 针面的速度快时易造成伤口，所以要小心。

5. 滚针的力度和速度适当时，色素容易渗入皮肤，针面与皮肤要维持 90° 的角度，这比较重要。

6. 使用针数多的滚针操作时，速度快但不会太精细。

7. 进行眉毛的操作时主要使用 3P 针面，结束时使用 1P 针面，皮肤角质层薄的顾客主要用 1P 针面来操作。

8. 进行嘴唇的操作时一般用 3P 针面，但唇部的色素渗入比较难，使用 1P 针面的效果更好，但操作时间相对较长。

2 数码机器的设计（图4-2-2）

操作前   操作后

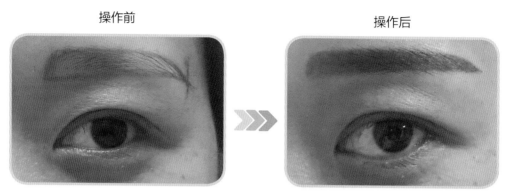

图4-2-2　数码机器的设计

3 数码机器的技法

渐变技法
（Gradation）

渐变技法是把色素均匀地展开，使之渗入皮肤的操作技法。

渐变技法是先进行线形操作，然后由线填满面的操作技法（图4-2-3）。这个技法的效果自然，色素不会结在一起，会满足喜欢自然一点儿的顾客的要求。主要用于眉毛眉头到眉尾由浅到深的渐变操作。

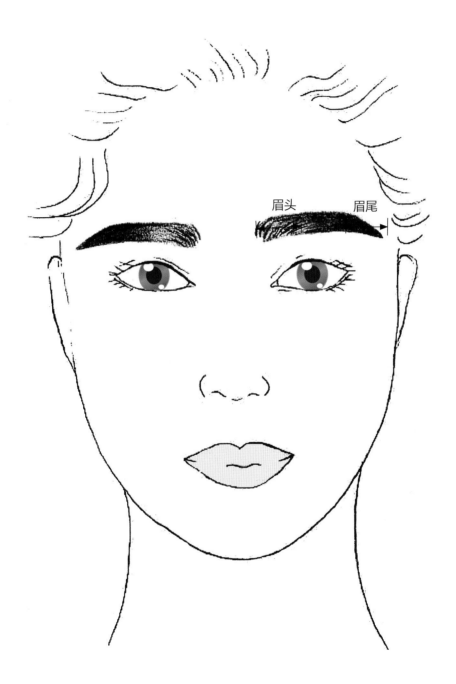

眉头　眉尾

图 4-2-3　渐变技法

Feathering 技法

Feathering 技法是从较长的毛发的方向开始，一根一根地向上操作的技法。在毛发比较旺盛的部位和毛发长出来的方向操作时，染料会粘在毛发上，效果很不好，所以可以用从下向上的方法来操作（图 4-2-4、图 4-2-5 ）。

"之"字形技法

嘴唇上褶皱特别多的情况下，用常规方法操作色素渗入度不好，使用数码机器以"之"字形进行画线，然后用滚动的方法在上面填充色素的方法称为"之"字形技法（图 4-2-4、图 4-2-6 ），采用这种方法色素会很好地渗入皮肤。

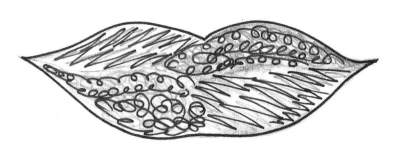

图 4-2-4　操作技法

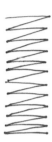
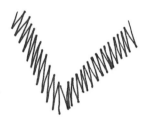

图 4-2-5 Feathering 技法

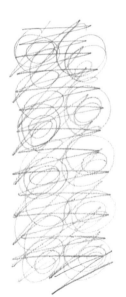
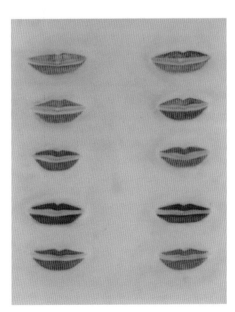

图 4-2-6 "之"字形技法

CHAPTER

03 | 发际线的设计

1 发际线的设计

发际线的设计虽然简单，但是操作时要考虑到头发的流动性。关键是要与顾客的发型搭配好，纹发际线的位置在额头两侧发际线处。

TIP

1. 从上向下设计的发际线，在操作时，用弧线操作比直线操作要更自然（要考虑到头发的流动性）。
2. 从前向后设计发际线，要比从上向下的方向更自然（操作部位宽的情况要多加注意，因为有可能会显得不自然）。

2 操作方法

一般用 Ambo 机器进行操作，脱发比较严重的部位同时使用 Ambo 和数码机器的组合（Combo）技法来操作效果更好。脱发的部位皮肤层比较薄，也没有汗毛，所以设计的时候要特别注意（图 4-3-1、图 4-3-2）。

3 色素搭配

在进行发际线的色素搭配时，颜色要比眉毛的颜色深一号，因为发际线部位最容易出汗，颜色脱色比较快。

男性一般都使用黑色来操作，女性的发色比较多，所以操作时要根据顾客的发色来调色。

1

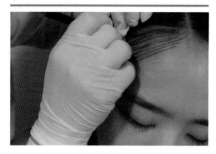

根据头发的方向先用笔来设计。

2

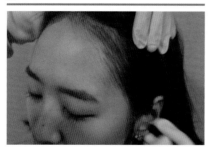

没有头发的部分要细心地设计，并使线连接起来。

3

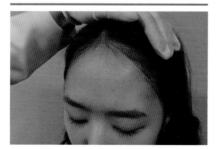

确认两边形状对称并显得自然。

图 4-3-1　发际线操作过程

4

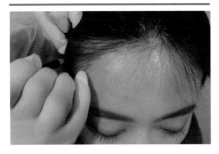

一直补画到头发里面。

5

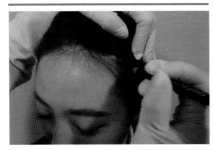

细心地补画到头发里面。

6

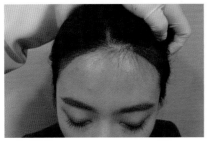

确认两边对称。

图 4-3-1　发际线操作过程（续）

操作前　　　　　　　　　　　　　　操作后

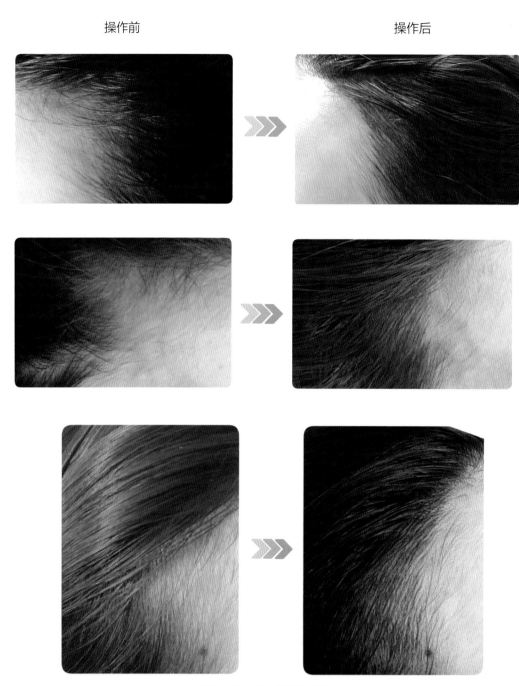

图 4-3-2　前后对比

CHAPTER 04

其他工具

实施半永久化妆术时需要的工具已在前文中进行了介绍，此外，还需有微型棉棒、一次性医用手套、覆盖薄膜、止痛药、色素杯、笔、尺、刮眉刀等（图4-4-1）。为油性皮肤顾客操作的时候要准备好可以卸妆的产品。使用配套产品操作以后要准备颜色精华给顾客搽，以得到更好的色素着色度，并使颜色更加干净透亮。

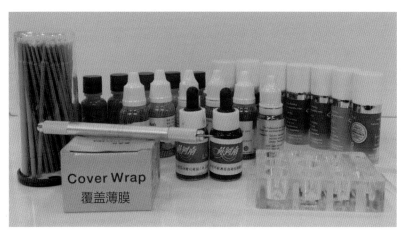

图4-4-1 操作时所需要的工具

SEMI PERMANENT MAKE-UP

PART 5

半永久化妆术的色素
和色素搭配

CHAPTER

01 | 色的基本要素

光的三原色有红、绿、蓝。色素的三原色（图 5-1-1）有品红
（Magenta）、黄（Yellow）、蓝（Cyan）。

1 明度

明度是指色彩的亮度，根据物体表面的反光量来判断亮度（表 5-1-1）。
吸收的光多反射的量少，明度就低；吸收的光少反射的量多，明度就高。明
度最高的颜色是白色，明度最低的颜色是黑色。

2 彩度

彩度指的是色彩的纯度，体现色彩的强度和弱度（表5-1-1）。彩度越高纯度越高，混合几种颜色时彩度就变低。

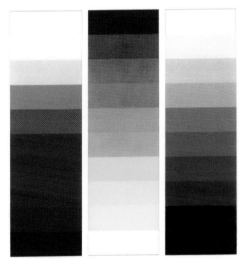

图 5-1-1 色彩的三原色

表 5-1-1 明度和彩度

	高	白
明度	中	灰
	低	黑
	高	粉
彩度	中	
	低	棕

3 加法混色

混合的色彩比原来的色彩明度高就是色光的混合法。把三原色光混合成其他色光的方法叫加法混色（图 5-1-2），把三原色红、绿、蓝同时混合在一起就会成为白色光。

红、绿、蓝是光的三原色，混合三原色就可以制造加法混色。将黄色与蓝色混合可以得到白色，所以称黄色是蓝色的补色；同理，蓝色也是黄色的补色。

> **TIP**
>
> 绿（Green）+ 红（Red）= 黄（Yellow）
>
> 蓝（Blue）+ 红（Red）= 品红（Magenta）
>
> 绿（Green）+ 蓝（Blue）= 青（Cyan）
>
> 绿（Green）+ 红（Red）+ 蓝（Blue）= 白（White）

4 减法混色

混合的色彩比原来的色彩明度低就是减法混色。颜料会吸收部分色光，同时将其他色光反射出去，使色彩变暗，这种色彩与色彩混合后彩度下降就叫减法混色（图5-1-3、图5-1-4）。

品红、黄、青是减法混色的三原色。这三个颜色互相混合时会制造出接近纯色的颜色。把减法混色的三原色都混合在一起时会形成黑色或接近黑色的颜色。

> **TIP**
>
> 品红（Magenta）+黄（Yellow）=红（Red）
>
> 黄（Yellow）+青（Cyan）=绿（Green）
>
> 青（Cyan）+品红（Magenta）=蓝（Blue）
>
> 品红（Magenta）+黄（Yellow）+青（Cyan）=黑（Black）

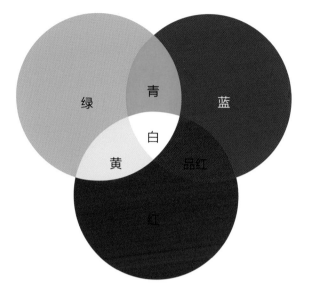

图 5-1-2　加法混色

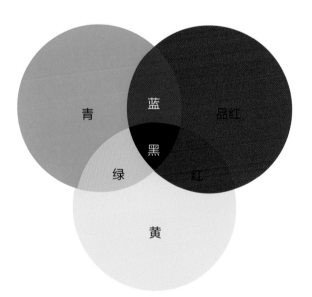

图 5-1-3　减法混色 1

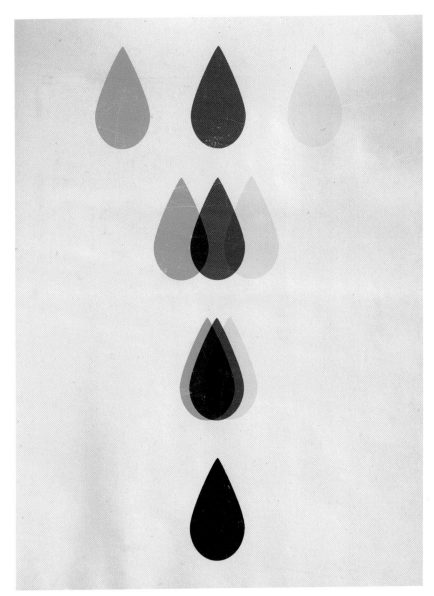

图 5-1-4　减法混色 2

02 半永久化妆术的色素和局部的色素搭配

1 半永久化妆术的色素特征

半永久化妆术的色素分为"可溶性色素"和"永久性色素",原料是色素(Iron oxide)。可溶性色素的挥发较快,不晕染,而且主色度非常好,因为是可溶性,所以渗入度也非常好。而永久性色素中含有甘油,在低温条件下要反复混合,然后再使用。

半永久化妆术的色素有很多牌子,使用之前有必要确认是否是用纯天然原料制作而成的色素(图5-2-1)。

2 选色素和搭配时的注意点

☆ 确认色素的有效期和成分。

☆ 色素需保管在黑暗的地方。

☆ 操作前必须测试颜色后再选择。

☆ 使用搭配好的色素产品。

☆ 在光线充足的地方才能准确搭配好色素。

☆ 天气热时，体温上升，因此搭配冷色比较好。

☆ 天气冷时搭配暖色比较好。

☆ 操作前 3~5min 搭配好色素才能防止变色。

☆ 色素是搭配两种色彩的混合。

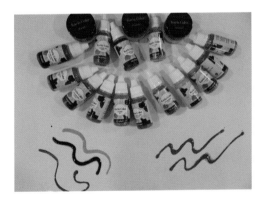

图 5-2-1　色素

3 眉毛的色素搭配

在进行眉毛的半永久化妆术时使用的色素一般是黑色系和褐色系，用 2~3 个颜色混合搭配使用。基本使用黑色、深褐色、褐色、亮褐色，补色用卡其褐色和黄褐色（图 5-2-2、图 5-2-3）。

TIP

眉毛色素选择的注意点

① 给顾客选与头发颜色搭配的颜色。

② 要考虑到顾客的皮肤颜色。

③ 要考虑到顾客的眼睛颜色。

④ 气温影响色素的变化，所以在进行操作前 3~5min 开始搭配色素较好。

⑤ 每个牌子的色素颜色都不一样，要掌握好颜色的特点再选择使用。

⑥ 选颜色时要比顾客要求的颜色深一号，然后给顾客说明用深一号颜色操作后颜色慢慢脱去时会更自然的原理。

⑦ 在眉毛进行第 2 次或第 3 次补修后着色率会提高，效果会更好。

⑧ 必须与顾客确认以后再进行操作。

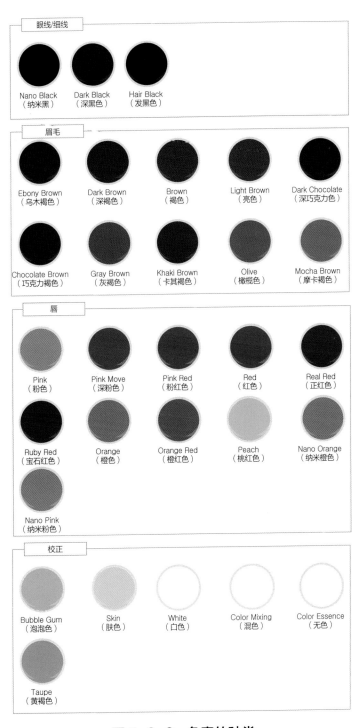

眼线/细线

Nano Black
（纳米黑）

Dark Black
（深黑色）

Hair Black
（发黑色）

眉毛

Ebony Brown
（乌木褐色）

Dark Brown
（深褐色）

Brown
（褐色）

Light Brown
（亮色）

Dark Chocolate
（深巧克力色）

Chocolate Brown
（巧克力褐色）

Gray Brown
（灰褐色）

Khaki Brown
（卡其褐色）

Olive
（橄榄色）

Mocha Brown
（摩卡褐色）

唇

Pink
（粉色）

Pink Move
（深粉色）

Pink Red
（粉红色）

Red
（红色）

Real Red
（正红色）

Ruby Red
（宝石红色）

Orange
（橙色）

Orange Red
（橙红色）

Peach
（桃红色）

Nano Orange
（纳米橙色）

Nano Pink
（纳米粉色）

校正

Bubble Gum
（泡泡色）

Skin
（肤色）

White
（白色）

Color Mixing
（混色）

Color Essence
（无色）

Taupe
（黄褐色）

图 5-2-2　色素的种类

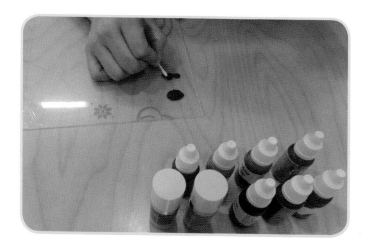

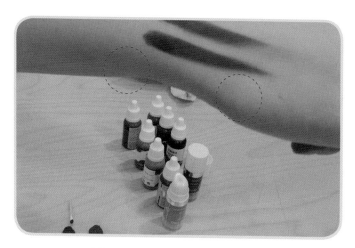

图5-2-3　眉毛的色素搭配

眉毛色素的种类

图 5-2-4 前半部分是半永久化妆术后当时的颜色，后半部分是渐渐脱色后的颜色。搭配好色素后必须先在手上或胳膊上做测试，然后给顾客说明颜色的变化规律。

基本色	黑色 （Black）	深褐色 （Dark brown）	褐色 （Brown）	亮褐色 （Light brown）	
综合补色	黄褐色 （Taupe）	卡其褐色 （Khaki brown）	米色 （Beige）	白色 （White）	橙色 （Orange）

图 5-2-4　眉毛色素的种类

要给顾客说明第 1 次操作时不需要使用较深的颜色，因为第 2 次或第 3 次补色后会更自然漂亮。

补色时，进行第 1 次补色时色彩的混合率不要超过 20%，第 2 次或第 3 次补色时根据色彩的蓝红程度混合 10% ~ 20%。这时主要使用黄褐色和绿色，肤色用于修正时使用。白色主要用于调整色彩的明度用，不能单独使用。橙色用于修正发蓝的眉毛。

眉毛的色素搭配比例

◆ 黑色或浅灰色

顾客要求使用浅灰色的情况下，搭配白色或黄褐色会防止颜色变蓝。颜色比例如下：

A. 深褐色：黑色：白色 = 60 ： 20 ： 20

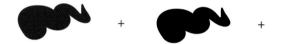

B. 深褐色：黑色：黄褐色 = 10 ： 80 ： 10

C. 巧克力褐色：黑色：白色 = 60 ： 20 ： 20

◆ **深褐色**　　　　　　　　以深褐色为中心搭配蓝色和绿色来操作。颜色比例如

下：

A. 深褐色

B. 褐色：青色或者灰色 = 90 ： 10

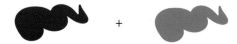

C. 褐色：绿色 = 90 ： 10

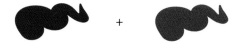

◆ **自然褐色**

以褐色为基础搭配蓝色和绿色。颜色比例如下：

A. 褐色

B. 褐色：青色 = 90 ： 10

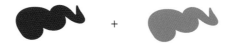

C. 褐色：绿色 = 90 ： 10

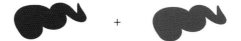

使眉毛颜色变化的技法

　　使颜色变化的技法用于顾客进行半永久化妆术之后想改颜色时或者修正发蓝或发红的眉毛时。使颜色变化的半永久化妆术比第一次半永久化妆术要难。

◆ **深黑色眉毛变成褐色眉毛**　　　要减少黑色眉毛时，以深褐色和褐色为基础搭配混合红、粉和绿色。颜色比例如下：

[蓝黑色]　　　A. 深褐色

　　　　　　　B. 巧克力褐色

　　　　　　　C. 褐色：红色或黄或绿 = 90 ： 10

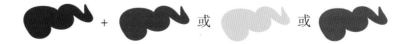

[灰黑色]

A. 巧克力褐色

B. 褐色：红色 / 粉色（10%～20%）＝ 90 ： 10

C. 褐色：绿色 = 90 ： 10

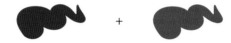

◆ **蓝色眉毛变成褐色**　　把蓝色眉毛变成褐色眉毛时，以褐色和深褐色为基础搭配混合黄褐色或红色。颜色比例如下：

A. 褐色（80%）+ 黄褐色（20%）或红色（20%）混合操作（根据皮肤颜色决定）

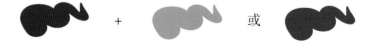

B.巧克力褐色

C. 深褐色（80%）+ 黄褐色（20%）或红色（20%）

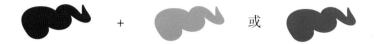

☆ **红色眉毛变
成褐色眉毛**

减少红色眉毛时，以深褐色为基础搭配混合绿色。颜色比例如下：

A. 深褐色（90%）+ 蓝色（10%）

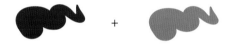

B. 深褐色（80%）+ 绿色（20%）

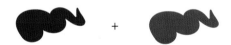

C. 褐色（90%）：蓝色（10%）或绿色（10%）= 90 ：10

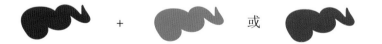

4 眼线的色素搭配

进行眼线的半永久化妆术时主要使用黑色，但有些顾客喜欢深褐色。要根据顾客的需要来选择颜色。用黑色来纹眼线时颜色搭配要加黄褐色和橙色系，这样可以防止黑色变成蓝色（图5-2-5）。

TIP

眼线颜色选择的注意点

① 根据顾客的需求来选择颜色。

② 要考虑到顾客的肤色。

③ 搭配颜色时要考虑到顾客的瞳孔色。

④ 操作前3~5min搭配好色素才能防止变色。

眼线色素的种类（图 5-2-5）

	黑色 （Black）	深褐色 （Dark brown） 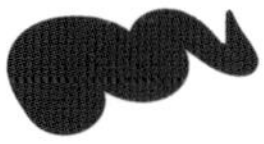	黑粉色 （Black Powder） 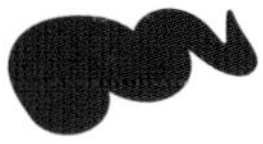
基本色			
	红色 （Red）	肉粉色 （Bubble gum）	
综合补色			

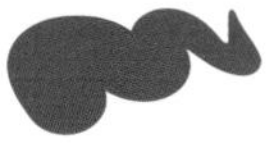

图 5-2-5　眼线色素的种类

眼线色素的搭配比例

◆ **深黑色**　　　　　　　　眼线一般都用黑色色素。在黑色色素的基础上搭配蓝色、红色、黄色或肉粉色会防止颜色变蓝。颜色比例如下：

A. 黑色：蓝色 = 90 ： 10

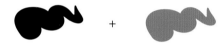

B. 黑色：红色 = 90 ： 10

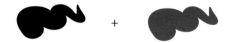

C. 黑色：黄色 = 90 ： 10

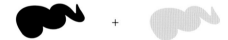

D. 黑色：肉粉色 = 90 ： 10

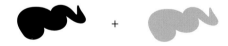

◆ **深褐色**

一般不推荐用深褐色色素来纹眼线，因为脱色后会变得很不自然。要用深褐色来纹眼线，颜色比例如下：

A. 深褐色：粉褐色 = 90 ： 10

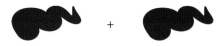

B. 巧克力褐色：深褐色 = 80 ： 20

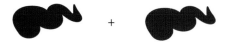

C. 金褐色：巧克力褐色 = 80 ： 20

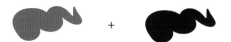

◆ **已变蓝的眼线如何**
   变成黑色眼线

我们经常会看到许多顾客的眼线变成蓝色，这种情况下修正时的颜色比例如下：

A. 黑色：红色 = 90 ： 10

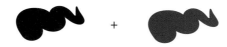

B. 黑色：黄色 = 90 ： 10

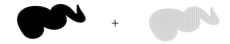

C. 黑色：蓝色 = 90 ： 10

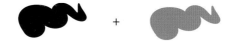

5 唇部的色素搭配

嘴唇用红色、粉色和橙色等基本色，混合两个颜色以上进行色素搭配（图 5-2-6、图 5-2-7）。唇部着色度比眉毛和眼部的差，所以操作比较困难。一般第 1 次操作时反复纹 3 ～ 5 次。第 1 次操作时 50% 以上的部位难以着色。

唇部色素的种类

	红色 （Red）	粉色 （Pink）	橙色 （Orange）
基本色			
	肉粉色 （Bubble gum）	黄色 （Yellow）	
综合补色			

图 5-2-6　唇部色素的种类

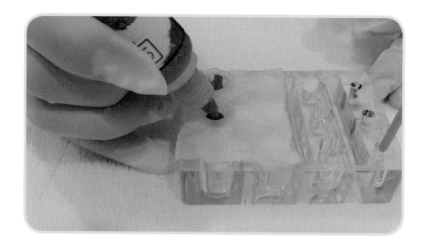

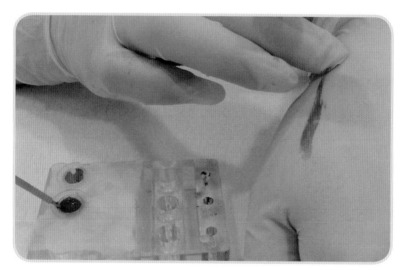

图 5-2-7 唇色的搭配

各年龄段色素的选择

◆ **20~30 岁年龄段
色素的选择**

20~30 岁年龄段的顾客一般推荐粉色系的颜色。粉色系色素有很多种选择，比如亮粉色、淡粉色等，可以混合 2~3 个颜色来使用。

◆ **40~50 岁年龄段
色素的选择**

40~50 岁年龄段的顾客一般用红色和橙色系的颜色会更好。不仅有红色色素，还有大红色、砖红色、橙红色、桃色等多种色素，可以混合 2~3 种来使用。

唇部色素的搭配比例

◆ **针对颜色暗而且薄一点的嘴唇时**

要减少暗色时先用黄色进行操作，第 2 次用橙色，第 3 次用橙红色来进行半永久化妆术。也可以只用 1 个颜色来操作（橙色、品红色）。

A. 1 黄色 → 2 橙色 → 3 橙红色

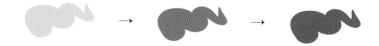

B. 橙色

C. 品红色

◆ **针对颜色暗而且厚一点的嘴唇时**

A. 红色：巧克力褐色 = 90 ： 10

 +

B. 酒红色

◆ **顾客要求提亮唇色时**

A. 选用粉色、亮粉色、品红色或正粉色进行单独操作。

B. 粉色：白色或黄色 = 90 ： 10

 + 或

SEMI PERMANENT MAKE-UP

PART **6**

半永久化妆术
操作流程

CHAPTER

01 | 操作前咨询并创建顾客管理卡

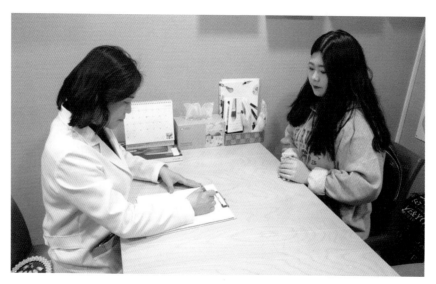

图 6-1-1　操作前咨询

　　操作前要做好顾客咨询工作，确认操作部位并明确患者的各种特殊情况，之后创建顾客管理卡（图 6-1-1）。

　　特别要确认顾客是否怀孕或者是在生理期，因为这两种情况下绝对不能进行半永久化妆术。因为色素和微针刺激会引起皮肤过敏，所以再次确认顾客是否是敏感肌肤。明确顾客有何疾病、现在正在服用的药物以及这些药物可能导致的副作用，慎重决定是否进行半永久化妆术，患有心脏病、糖尿病、高血压等疾病的顾客要避免进行半永久化妆术。

1 眼线操作

眼睛有炎症的顾客或刚做完双眼皮手术、视力矫正手术的顾客不能进行眼线的半永久化妆术操作。

2 唇部操作

唇部很干燥或者经常起皮时色彩着色度很差，所以操作前先护理唇部使其处于保湿状态后再进行半永久化妆术的效果更好。

TIP

不能进行手术的情况

● 怀孕或者生理期的顾客。

● 色素和微针刺激到皮肤会过敏的敏感肌肤顾客。

● 患有心脏病、糖尿病、高血压等疾病的顾客。

● 刚做完双眼皮手术和视力矫正手术或者即将做这两种手术的顾客。

TIP

必须要确认的特殊情况

● 目前正在服用的药物。

● 在 1 年内有手术经历者或即将进行手术的顾客。

● 有严重的眼球颤抖或眼泪比较多的顾客做眼线的半永久化妆术比较难。

● 一天喝酒 3 次以上的顾客，必须劝告其在半永久化妆术后 3 天以内不能喝酒。

● 要确认顾客是否戴隐形眼镜，操作当天或进行半永久化妆术后 2 天内最好不要戴隐形眼镜。

● 在做眼线半永久化妆术时要确认顾客是否做了睫毛嫁接，清除嫁接的睫毛后才可以进行半永久化妆术。

● 在做唇部半永久化妆术时，要确认顾客唇部是否容易起疱，唇部经常起疱的顾客要先服用防止起疱的药物再进行半永久化妆术更安全。

顾客管理卡

姓名 / 出生年月日	
地址	
联系方式	
照片 日期：	照片 日期：
特殊情况 – 是否怀孕 – 是否生理期 – 有无过敏史 – 正在服用的药物	照片 日期：
操作次数	1次　　2次　　3次

日 期：20　　年　　月　　日
姓 名：　　　　　　（签名）

CHAPTER
02 | 半永久化妆术操作步骤

进行半永久化妆术前通过咨询确认顾客的皮肤颜色和肤质，根据顾客的需求进行设计，操作前拍摄照片。然后第1次涂抹止痛药，30min以后再开始进行操作（图6-2-1、图6-2-2）。

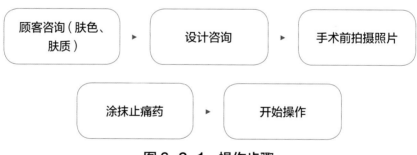

图 6-2-1　操作步骤

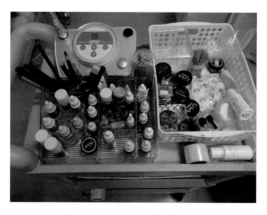

图 6-2-2　操作准备台

1 眉毛操作实例

🔧 数码机器操作（图6-2-3～图6-2-13）

图6-2-3　步骤1

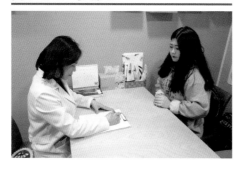

按照顾客管理卡的内容与顾客进行说明（设计、操作时的注意点、费用等）。

图6-2-4　步骤2

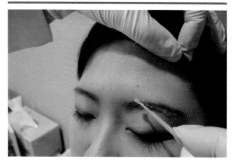

第1次均匀地涂抹止痛药。

图6-2-5　步骤3

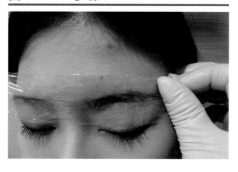

涂抹止痛药以后套上透明塑料薄膜约30min。

图6-2-6　步骤4

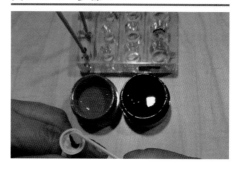

色素搭配：在涂抹止痛药之后约20min开始搭配色素。

图 6-2-7　步骤 5

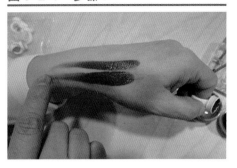

色素测试：必须跟顾客沟通以后再决定色素的颜色。

图 6-2-8　步骤 6

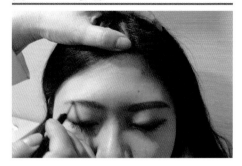

30min 过后按照设计的形状进行第 1 次操作。

图 6-2-9　步骤 7

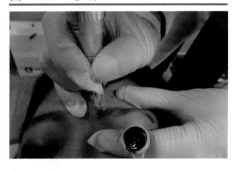

第 1 次操作时按设计的形状纹好外边的边界和里边的线。

图 6-2-10　步骤 8

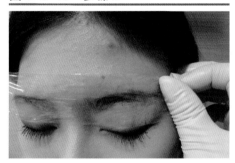

第 1 次操作后顾客感到疼痛时，涂抹第 2 次止痛药，套上透明塑料薄膜 2 ～ 3min。

图 6-2-11　步骤 9

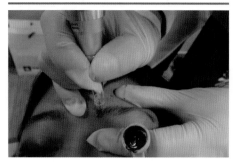

第 1 次操作时会有不完美的地方，在第 2
次操作时进行弥补。

图 6-2-12　步骤 10

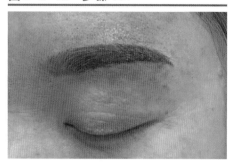

操作后：最后与顾客确认效果后结束操作。

操作前　　　　　　　　　　　操作后

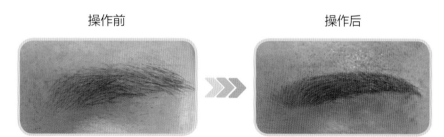

图 6-2-13　操作前、后照片

Ambo 机器操作（图 6-2-14 ～图 6-2-20）

图 6-2-14　步骤 1

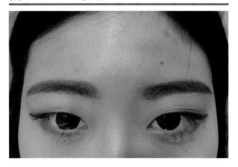

完成设计。

图 6-2-15　步骤 2

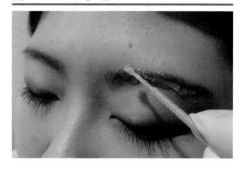

涂上止痛药：完成设计后涂抹（第 1 次）
止痛药。

图 6-2-16　步骤 3

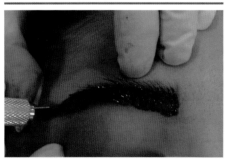

第 1 次 Ambo 手术：涂抹止痛药后 30min
再进行 Ambo 操作。

图 6-2-17　步骤 4

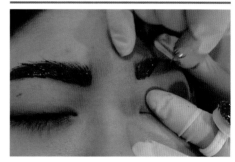

第 2 次 Ambo 操作：如果没有痛的感觉可
直接进行第 2 次操作。

图 6-2-18　步骤 5

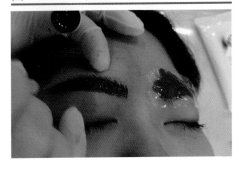

第 3 次进行 Ambo 机器操作。

图 6-2-19　步骤 6

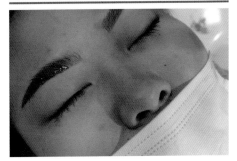

手术后：与顾客确认效果后结束操作。

操作前

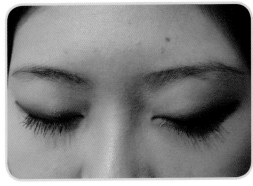

操作后

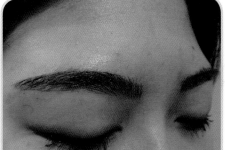

图 6-2-20　操作前、后照片

2 眼线操作实例（图6-2-21～图6-2-28）

图6-2-21　步骤1

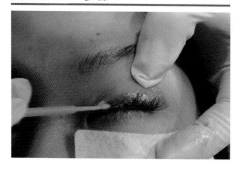

第1次涂抹止痛药：眼线操作时不要太接近眼睛，要稍微向上拉上眼皮再把止痛药涂在其上。

图6-2-22　步骤2

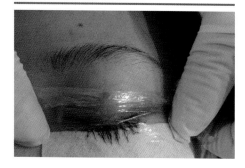

涂抹止痛药后盖上透明塑料薄膜，等30min左右。

图6-2-23　步骤3

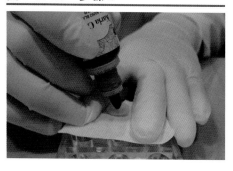

色素搭配：眼线操作一般用黑色，在黑色里面搭配1/10的红色会减少脱色时发绿的现象。

图6-2-24　步骤4

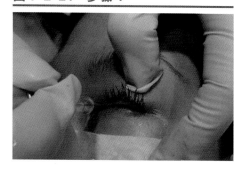

第1次操作：色素搭配结束后进行操作。

图 6-2-25　步骤 5

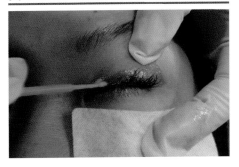

第 2 次涂抹止痛药：顾客感觉疼痛时涂抹止痛药。

图 6-2-26　步骤 6

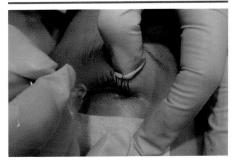

判断操作部位的红皮肤比较多，手术前先整理红皮肤，之后用稍微亮一点的褐色进行修正。

图 6-2-27　步骤 7

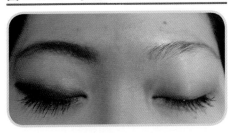

第 2 次操作：第 2 次涂抹完止痛药后过 2 ~ 3min 再进行第 2 次操作。

操作前

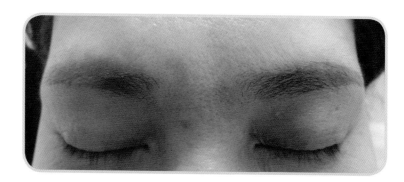

操作后

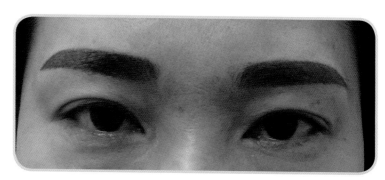

操作前

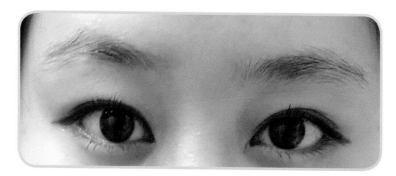

操作后

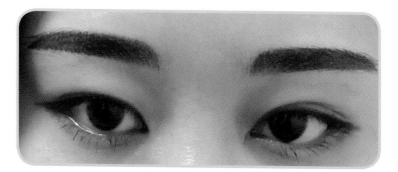

图 6-2-28　操作前、后照片

唇部操作实例（图6-2-29~图6-2-36）

图6-2-29 步骤1

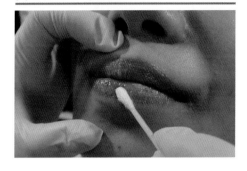

第1次涂抹止痛药：手术前第1次涂抹止痛药。

图6-2-30 步骤2

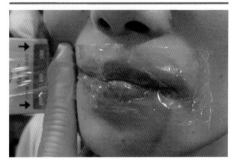

为了吸收快一点儿，涂抹止痛药后盖上透明塑料薄膜，等30min左右。

图6-2-31 步骤3

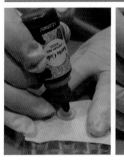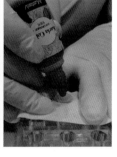

色素搭配：与顾客沟通后再进行色素搭配。

图6-2-32 步骤4

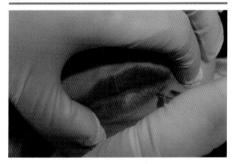

第1次操作：嘴唇发绿的顾客，第1次操作时先注入橙黄色系或黄色系的颜色。

图 6-2-33　步骤 5

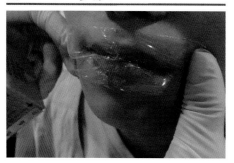

第 2 次操作：顾客感觉疼痛时第 2 次涂抹止痛药，过 2 ~ 3min 后，再进行第 2 次操作。

图 6-2-34　步骤 6

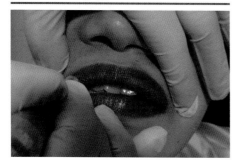

第 2 次操作：第 2 次操作时细心地注入颜色。

图 6-2-35　步骤 7

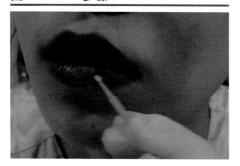

操作后涂抹润唇产品：与顾客确认效果后涂抹润唇产品。

操作前发暗红色的唇部，操作后变成亮色的唇部。

操作前

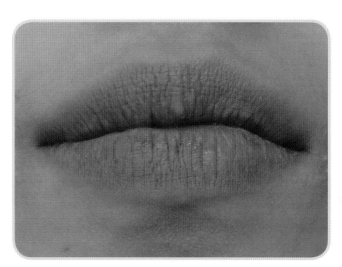

操作后

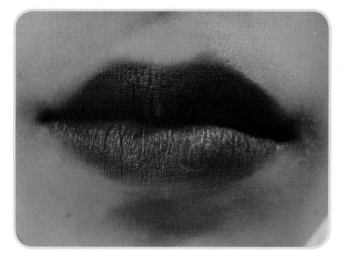

图 6-2-36　操作前、后照片

SEMI PERMANENT MAKE-UP

PART 7

半永久化妆术的
卫生和消毒

卫生环境

1 卫生环境的重要性（图 7-1-1）

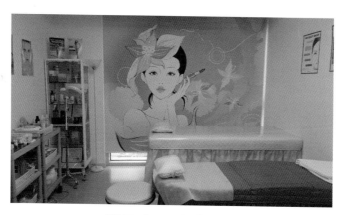

图 7-1-1　操作场所

☆ 可以预防传染病。

☆ 可以防止细菌和病毒的感染。

☆ 可以给客户信赖、安全和舒适的感觉。

☆ 给操作者自信和安全感。

2 卫生环境的准备

☆ 操作地点最好是光线和阳光好的场所。

☆ 有窗户和通风好的场所。

☆ 操作床要干净，床单要经常更换。

☆ 操作台要干净，为操作准备好所需材料。

☆ 道具包括酒精、消毒棉等器材。

☆ 使用经过消毒的一次性滚针，使用蘸有酒精的消毒棉。

☆ 操作结束后工具要消毒后保管好，操作过程中产生的垃圾要尽快废弃，保持操作场所整洁。

02 | 操作者的服装卫生

1 操作者服装卫生的重要性

操作者必须穿着卫生的重要性：在操作当中要保持卫生第一，这样会给顾客带来安全感和信赖感，还会带来舒适的感觉（图7-2-1）。

2 操作者服装卫生的准备（图7-2-2）

☆ 操作前先洗手，之后用酒精擦干净。然后戴手套，在酒精挥发后进入操作室。

☆ 戴帽子和口罩后穿工作服。

☆ 操作的时候不准喝饮料，不能接电话。

☆ 操作完成后进行下一个操作时必须换新手套。

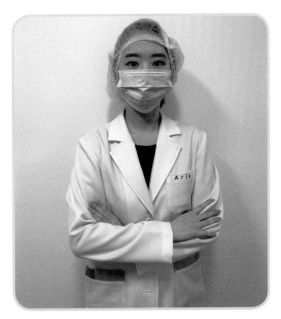

图 7-2-1　操作者服装

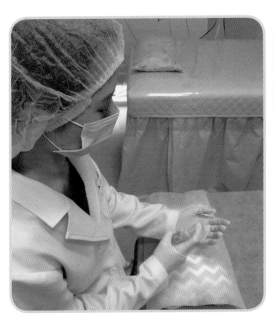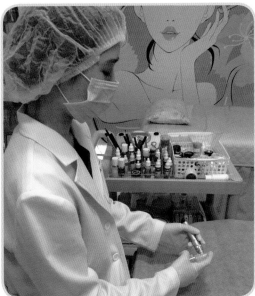

图 7-2-2　操作者消毒和机器消毒

关于副作用的调查

☆ 高血压、糖尿病、心脏病的患者建议不要做半永久化妆术。

☆ 对瘢痕体质的顾客说明半永久化妆术后会有副作用。

☆ 确认顾客是否对滚针或化学药品过敏，之后再做半永久化妆术。

☆ 在进行眼线的半永久化妆术时不要夸张，操作后第 2 天眼前模糊或者眼部过度疼痛的时候建议去医院进行治疗。

☆ 在进行唇部的半永久化妆术时要确认顾客的唇部是否容易起疱，唇部经常起疱的顾客要先服用防止起疱的药物再进行操作更安全。建议操作后继续服用药物 3 天左右。

☆ 做关于副作用的调查，顾客安全第一。要经过顾客同意后再进行半永久化妆术的操作。

好书推荐

眼整形秘籍：全2册

定价： 468.00 元

主编： 曹思佳

内容简介

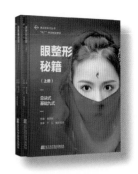

　　本书分为上、下两册，3个部分，第一部分介绍了眼整形的总决式；第二部分介绍了眼整形操作的基本九个招式；第三部分介绍了眼整形手术的具体操作方法。本书特点鲜明，作者开篇用各种小故事和武侠小说的情节把个人的心得体会做了生动的总结，后面眼部整形的各种式术，除了详细记录公认的规范性的招式外，更加难得的是——展现了各种变化，还能结合自己的临床经验，把每个招式的注意事项、心得体会等毫无保留地悉数分享。可谓有特点、有个性、有内容、有技术。

微整形注射并发症

定价： 268.00 元

主编： 曹思佳　张建文

内容简介

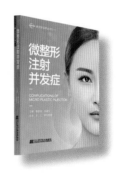

　　本书是曹思佳于32岁时完成的第二部医学专著，于2015年12月由辽宁科技出版社出版，为国内目前销量第二的微整形著作，出版仅2年，就已经加印8次，正版销量突破3万，全书对微整形注射后出现的各类常见并发症，都做了系统的阐述分析，是整形医生、微整形医生必不可少的参考书。

《微整形注射并发症·补充版》（暂定名）（计划于2018年上半年出版）

定价： 暂无

编著： 曹思佳

内容简介

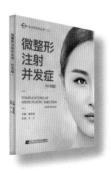

　　本书可视为《微整形注射并发症》的SP1版的系统升级补充包，主要更为系统详细地更新了栓塞的临床治疗，重点详细介绍"容嬷嬷针法"，并且与传统的高压氧疗法进行了详细的对比，将绿书《微整形注射并发症》中的栓塞治疗体系，进行了进一步的加强完善，是绿书读者不可或缺的知识补丁。

玻尿酸注射手册

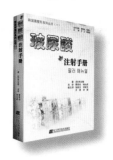

定 价：199.00 元
原 著：（韩）申汶锡
主 译：曹思佳　杨永成

内容简介

全球第一部使用"百度"和"google"翻译的医学专业书籍，标志着网络智能时代一个新的开始。

韩国医生以注重细节见长，比如书中重点着墨的"巴黎唇""韩国唇"等，以往我们并不是太重视的一些地方，如嘴唇的上翘与外翻形态的掌控，书中均有非常详细的描述。在翻译的过程中的不断学习，也使得译者的一些技术细节水平得到了相当大的改善与提高。

此外，韩国医生在美学标准上有其独到的看法，别具时尚现代感，亦是非常值得中国医生来参考学习的。

微整形注射解剖学（暂定名）（计划于 2018 年上半年出版）

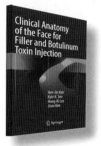

原著：Hee-Jin Kim　Kyle K. Seo
　　　Hong-ki Lee　Jisoo Kim
主译：王琳琳　曹思佳

内容简介

本书充分体现了学术的严谨性。原作者用大量详细的解剖学图片，展示了微整形注射的原理以及风险所在，弥补了国内相关专著的空白，对于想深入研究注射、进一步提高注射水平、提升注射安全性的医生来讲，这将会是一部非常值得一看的著作。

密码系列

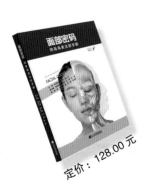

定价：128.00 元

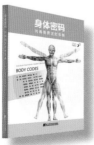

定价：128.00 元

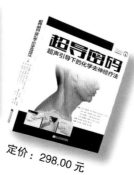

定价：298.00 元

丛书简介

由中国肉毒毒素研究院主编、主译的肉毒毒素系列丛书，联合国内外众多专家编写，现已出版《面部密码　肉毒毒素注射手册》《身体密码　肉毒毒素注射手册》《超导密码　超声引导下的化学去神经疗法》，深受肉毒毒素注射医生群体的喜爱。